医学细胞生物学与遗传学实验指导

第**2**版

主　编　马　萍　方　玲

副主编　武　阳　焦　铭　晏　彪

编　委（以姓氏笔画为序）

马　萍（湖北科技学院）

王　弘（广西医科大学）

方　玲（广西医科大学）

龙　莉（昆明医科大学）

张　弋（攀枝花学院）

陈元晓（昆明医科大学）

陈绍恢（湖北科技学院）

武　阳（湖北科技学院）

晏　彪（湖北科技学院）

唐泽丽（广西医科大学）

焦　铭（湖北科技学院）

人民卫生出版社
·北京·

图书在版编目（CIP）数据

医学细胞生物学与遗传学实验指导 / 马萍，方玲主编. -- 2 版. -- 北京：人民卫生出版社，2024. 7.
ISBN 978-7-117-36662-5

Ⅰ. R329.2-33；R394-33

中国国家版本馆 CIP 数据核字第 20245PD264 号

人卫智网	www.ipmph.com	医学教育、学术、考试、健康，购书智慧智能综合服务平台
人卫官网	www.pmph.com	人卫官方资讯发布平台

医学细胞生物学与遗传学实验指导

Yixue Xibao Shengwuxue yu Yichuanxue Shiyan Zhidao

第 2 版

主　　编：马　萍　方　玲
出版发行：人民卫生出版社（中继线 010-59780011）
地　　址：北京市朝阳区潘家园南里 19 号
邮　　编：100021
E - mail：pmph @ pmph.com
购书热线：010-59787592　010-59787584　010-65264830
印　　刷：三河市潮河印业有限公司
经　　销：新华书店
开　　本：787×1092　1/16　　印张：7
字　　数：170 千字
版　　次：2018 年 7 月第 1 版　　2024 年 7 月第 2 版
印　　次：2024 年 8 月第 1 次印刷
标准书号：ISBN 978-7-117-36662-5
定　　价：39.00 元

打击盗版举报电话：010-59787491　E-mail：WQ @ pmph.com
质量问题联系电话：010-59787234　E-mail：zhiliang @ pmph.com
数字融合服务电话：4001118166　E-mail：zengzhi @ pmph.com

前　言

　　医学细胞生物学和遗传学是现代医学和生命科学的前沿学科,是医学的重要基础课程,是医学生必需掌握的实验方法和技能之一。为适应现代医学教育改革之需要,按照学科发展特点及国家卫生健康委员会"十四五"期间对高素质医药卫生人才的培养要求,编委会根据课程实验教学大纲的需要,启动了《医学细胞生物学与遗传学实验指导》的修订工作。本教材立足经典、把握前沿,在重视学生三基训练(基本理论、基本知识、基本技能)的同时,也广泛吸收了国内外医学院校先进的教学理念,注重培养学生独立思考和创新研究能力,并把教师们的科研工作经验融入教材编写中。

　　医学细胞生物学是从细胞、亚细胞及分子水平研究细胞并探讨其生命活动规律的一门学科。医学遗传学是研究遗传物质的本质、传递规律以及遗传信息表达的科学,是研究人类疾病与遗传关系的一门学科。两门学科的基础知识联系密切,实验技术互为基础,因此精心选择实验教学内容是实验教材编写的核心。全书共设置了34个实验项目,在编排上分设三个部分:①医学细胞生物学实验,内容包括普通光学显微镜的构造和使用、细胞临时玻片标本的制备与观察、细胞的显微及亚显微结构的观察、细胞化学和细胞的生理活动、细胞的增殖分裂等;②医学遗传学实验,内容包括染色体的相关实验(人类染色体标本的制备、非显带和 G 显带核型分析、姐妹染色单体交换实验、微核检测)、群体遗传分析的相关实验(苯硫脲尝味试验及遗传平衡分析、人类皮纹分析、人类 ABO 血型检测和遗传学分析)以及产前诊断技术等;③开放性实验,内容包括细胞的原代培养和传代培养、细胞凋亡的 Hoechst 33258 染色检测、DNA-蛋白质交联检测、三维肝细胞聚球体模型构建与细胞活力检测、基于肝器官芯片技术的肝损伤研究等。第一和第二部分适用于本科生课堂实验教学,突出专业基础教育的重要性和教学可行性。第三部分适用于优秀本科生和研究生进行课题研究,激发学生参与科研的兴趣和意愿,培养和提高学生科研实验能力,培养卓越医学人才,助力新医科建设。

　　每个实验项目内容简明扼要,对实验的目的、原理、器材与用品、步骤与方法等都进行了科学合理以及缜密规范的阐述;作业与思考题,可引导和启发学生对实验结果进行判断、分析并作出结论;每个实验项目后面罗列了试剂配制与存放方法,方便实验人员配制试剂;全书的插图和照片来源于编写者在实验教学和科学研究中获取的资料;本书通过扫描二维码可获取实验相关的镜下彩图、视频和实验流程图等,增加了教材的实用性。本书既可作为高等医药院校的医学细胞生物学、医学遗传学和医学生物学实验课的教学用书，又可作为相关课程教学、科研人员的参考用书。

　　本实验教材由湖北科技学院、广西医科大学、昆明医科大学和攀枝花学院四所高等院校的老师共同编写。在编写过程中，大家付出了辛勤的劳动，我们在此表示衷心的感谢。由于水平有限，书中难免存在错误，恳请用书专家、同行和同学们批评指正！我们一定认真收集大家的宝贵意见，以便再版时进一步完善教材内容、提高编写水平。

马　萍　方　玲

2024 年 4 月

目 录

扫描二维码,观看本书数字资源

实验规则和实验室注意事项

实验课是医学细胞生物学与遗传学课程教学的必要环节,通过实验课教学可以实践、验证和巩固理论课所学知识,可以加深学生对专业基础知识的认识和理解;通过实验技能训练,可以培养学生理论联系实际的优良学风和实事求是的科学态度,提升学生科学研究的能力。在实验课学习中,学生须遵守以下规则:

1. 每次实验课前,应认真预习本实验指导内容以及理论课教材的相关章节。应对本次实验课的目的、要求、原理、步骤、方法和注意事项有充分的了解,必须十分熟悉实验流程,必要时以"关键词加箭头"的方式预先写出实验流程。

2. 实验课必须携带实验指导、实验报告本和完成实验报告所需文具。进入实验室后,穿好医用实验服,按指定座位入座。按时上课,不准迟到、早退或旷课。不得将实验室物品带出实验室或将与实验无关的物品带入实验室。要保持实验室秩序良好,保持实验室整洁和卫生,不准在实验台面和仪器上涂鸦刻痕。

3. 实验一般是独立操作,有的实验由 2~4 人一组进行,注意分工和团队合作。

4. 实验开始前,应认真检查所用实验器材与用品是否完好齐备,如有缺损务必及时向指导老师报告,不得随意调换。听从指导老师的实验安排,指导老师讲解注意事项和示教实验内容时应认真领会、积极思考。

5. 实验过程中,务必严格遵守操作规程,仔细观察、真实记录、反复练习,自觉养成独立思考、一丝不苟、严谨治学的科学作风。

6. 爱护国家财产,尽量节约实验试剂和耗材。爱护仪器设备和玻片标本,尤其是精密仪器如显微镜、超速离心机等。如有仪器设备发生故障或损坏,应立即切断电源,并报告指导老师,以便及时处理。

7. 加强实验室安全防范意识,使用强酸、强碱、易燃、易爆、有毒试剂或传染性强的材料时,应按照实验安全规则操作,注意自我保护。严禁手湿时触摸电源开关。如发生意外,应立即报告指导老师。

8. 实验结束后,每位同学应清理实验台面,将使用的仪器设备、玻片标本放归原处。实验器皿洗净晾干,动物尸体及实验废物置放于指定回收点。值日生负责清扫室内卫生,关好水电、门窗。经老师检查认可后,方可离开实验室。

9. 实验报告是实验结果的真实记载和科学记录。实验报告形式可因实验内容的不同而不同,但基本包括实验目的、实验原理、实验器材与用品、实验步骤和方法、作业和思考题等。每位同学应根据自己的观察和记录如实完成实验报告,提交指导老师批阅。

(马　萍)

1

第一部分　医学细胞生物学实验

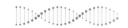

实验一　普通光学显微镜的构造和使用

一、实验目的

1. 熟悉普通光学显微镜的构造及其性能。
2. 掌握低倍镜和高倍镜的正确使用步骤与方法。
3. 了解油镜的正确使用步骤与方法。

二、实验原理

光学显微镜（light microscope）简称光镜，是利用光线照明使微小物体形成放大物像的精密仪器。

物镜组转换的齐焦性和分辨率是衡量光镜品质的重要指标。齐焦性是指低倍镜、高倍镜和油镜在清晰聚焦标本时焦平面基本相同。齐焦性品质越高，物镜转换时调焦幅度越小。分辨率是指能清晰地分辨出两个物点间最小距离的能力。能够区分的两个物点之间的距离越小，则显微镜分辨率越高。光镜的分辨率由物镜的分辨率决定，目镜只是把物镜已分辨的物像进行二次放大，与分辨率无关。光镜分辨率的计算公式为：

$$R=0.61\lambda /NA$$

R 表示分辨率，R 值越小，物镜的分辨率越高；λ 为照明光线的波长，波长越短，物镜的分辨率越高。NA 即数值孔径（numerical aperture，NA），表示镜口率，是决定物镜分辨率的重要参数，NA 越大，分辨率越高。$NA=n\cdot sin\theta$，n 为介质的折光率，θ 为入射光最大半角。照明的可见光波长范围为 380~780nm，一般取波长的平均值 550nm 作为照明的入射光波长。目前油镜的最大 NA 为 1.4，使用可见光中波长为 400nm 的紫色光波照明，R 值约为 0.2μm。人眼的分辨能力约 100μm，光镜的分辨极限约为 0.2μm，对低于 0.2μm 的细胞结构进行观察，必须使用非光学系统显微镜，如电子显微镜，现放大倍数可达 100 万倍。

三、实验器材与用品

1. **标本**　蛙血涂片、字母"a"装片、红绿兔毛交叉装片。
2. **试剂**　镜头清洗液、香柏油。
3. **器材**　普通光学显微镜、绒布、擦镜纸。

四、实验步骤与方法

(一) 光学显微镜的构造

光学显微镜的构造包括机械部件和光学部件。常用的是载物台升降式显微镜(图 1-1),即通过升降载物台来调节物镜焦距。

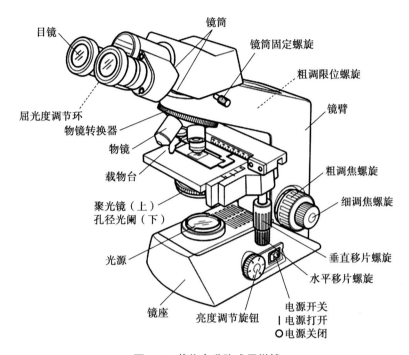

图 1-1　载物台升降式显微镜

1. **机械部件的构造及其性能**　机械部件起支持、固定和连接作用。主要部件有镜座、镜臂、镜筒、物镜转换器、载物台、纵横移片螺旋、调焦螺旋等。

(1) 镜座(base):是显微镜的底座,支撑和稳定整个镜体。镜座上装有电源开关、亮度调节旋钮及 LED 或卤素灯光源。

(2) 镜臂(arm):是显微镜的支架,支持镜筒和载物台。上部弯曲向前,与镜筒相连,下部固定在镜座后缘。

(3) 镜筒(tube):位于镜臂上方,上端装有目镜,下端连接物镜转换器。双目显微镜的镜筒均为倾斜式,在镜筒中装有能使光线转折适当角度的棱镜。国际标准镜筒长度为160mm。

(4) 物镜转换器(revolving nosepiece):是装在镜筒下方可以旋转 360°的圆盘,其上有 4 个圆孔,通常装有 4 种放大倍数的物镜。转动物镜转换器可以转换不同放大倍数的物镜。当物镜转到通光孔位置时,可以听到轻微的扣碰声,表示物镜与光路已经合轴。

(5) 载物台(stage):是物镜转换器下方的一个方形平台,用来放置玻片标本。载物台中央有一通光孔,来自下方的光线经此通光孔照亮玻片标本。载物台上装有玻片标本夹和纵横刻度尺,玻片标本夹用以固定玻片标本,纵横刻度尺可记录玻片标本中某一观察点的位置(图 1-2)。

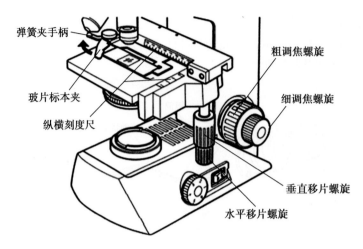

图 1-2   载物台及其配件

1)玻片标本夹(specimen holder):装在载物台后缘,由箭头方向轻轻扳动弹簧夹手柄,可放入玻片标本,松开弹簧夹手柄可夹稳玻片。

2)纵横刻度尺(specimen holder scales):装在载物台后缘和右侧并与玻片标本夹联动。刻度尺相当于一个直角坐标系中的横坐标和纵坐标,用来核准玻片标本的某一观察点在载物台上的位置。刻度尺由主标尺和副标尺组成,副标尺的 10 小格对应于主标尺的 9 小格。使用时,先看副标尺的 0 点位置对应于主标尺的刻度,再看主副标尺完全重合的副标尺刻度,乘以精确度 0.1,与主标尺刻度相加,即可读出数值(图 1-3)。

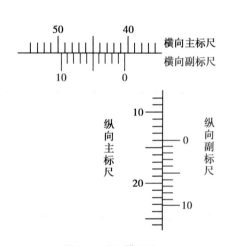

图 1-3   纵、横刻度尺
横坐标读数 40.5mm,纵坐标读数 14.0mm

(6)纵横移片螺旋(specimen holder x-axis/y-axis feed knobs):是载物台右下方两个同轴的螺旋,旋转垂直移片螺旋或水平移片螺旋,可使载物台前后移动或玻片标本左右移动。

(7)调焦螺旋(focus adjustment knobs):是镜臂两侧同轴的一对大、小螺旋,大螺旋为粗准焦螺旋,小螺旋为细准焦螺旋,均为调节焦距的部件。调焦时切忌将同轴的两个螺旋同时向相反方向旋转,这样操作会损坏调焦装置。

1)粗准焦螺旋(coarse adjustment knob):也称大螺旋,是一对同轴的大旋钮,可大幅度升降载物台,能迅速调节好焦距使物像出现在视野中。适用于低倍镜对焦,高倍镜和油镜禁止使用粗准焦螺旋。

2)细准焦螺旋(fine adjustment knob):也称小螺旋,位于粗准焦螺旋外侧同轴的一对小旋钮,用于载物台升降的微小调节,适用于高倍镜和油镜的对焦、物像清晰度的调节以及观察标本的不同层面。

（8）粗调松紧度调节环（tension adjustment ring）：为右侧粗准焦螺旋内侧的一窄环，可以调节粗准焦螺旋的松紧度，以防止因长期使用产生的载物台自动下滑现象。调节环调节过松，载物台会自动下滑。

（9）粗调限位螺旋（pre-focusing knob）：位于镜臂孔内侧，用于限定载物台的上限位置。粗调限位后，载物台不能继续上升，这样可以防止物镜与玻片标本相碰撞（图1-4）。

2. **光学部件的构造及其性能**　光学部件起采光、调光和放大作用，主要部件有光源、聚光镜、孔径光阑、物镜、目镜和滤镜环等。显微镜放大倍数=目镜放大倍数×物镜放大倍数。

（1）光源（light source）：照明光源装在镜座上。现在制造的光镜基本都采用LED（冷光源）或卤素灯（热光源）。照明光源连有电源开关及亮度调节旋钮，光线的强弱由镜座

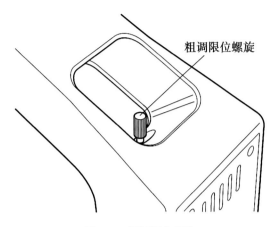

图1-4　粗调限位螺旋

右侧的亮度调节旋钮调节。亮度调节旋钮的数值代表电压值，数值越大越亮。旧式的显微镜光源仍用反光镜（reflection mirror），可以任意方向转动，把光线反射入聚光镜。

（2）聚光镜（condenser）：位于载物台通光孔的下方，由一组透镜组成。聚光镜能把来自光源的光线汇聚成束，以照亮标本。载物台的左下方装有聚光镜升降螺旋（图1-5）。聚光镜升高时光线增强，下降时光线减弱。

（3）孔径光阑（aperture stop）：位于聚光镜的下方，左右旋转可使光阑扩大或缩小，以调节进光量，故具有控制进入聚光镜的光束大小的作用（图1-5）。其上刻有4×、10×、40×、100×的物镜放大倍数，使用时将与标本所需放大倍数相匹配的物镜放到正面。孔径光阑由许多金属薄片组成圆圈，类似瞳孔，又名虹彩光圈。

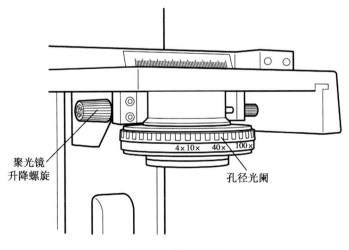

图1-5　孔径光阑

（4）物镜（objective）：物镜转换器上一般安装有4个物镜，依放大倍数不同分为3种类型：低倍镜（4×和10×）、高倍镜（40×）和油镜（100×）。从镜身的长短也可以区分不同放大倍数的物镜，镜身越长，放大倍数越大。不同放大倍数的物镜都有国际统一的色标环标识，每个物镜的镜身也都刻有主要性能指标，详见表1-1。

表 1-1   物镜性能指标及工作距离

物镜	色标环	放大倍数/镜口率	镜筒长度/mm	盖玻片厚度/mm	工作距离/mm
4倍	红色	4×/0.10	160.00	0.17	18.50
10倍	黄色	10×/0.25	160.00	0.17	10.60
40倍	蓝色	40×/0.65	160.00	0.17	0.60
100倍（oil）	白色	100×/1.25	160.00	0.17	0.13

1）低倍镜镜身最短，镜口（镜孔直径）最大，景深最深；油镜镜身最长，镜口最小，景深最浅。景深是获得清晰成像的空间深度。

2）镜口率即数值孔径（NA）：是衡量物镜性能的重要指标。镜口率的大小反映物镜分辨率的大小，数值越大，分辨率越高。

3）同一显微镜的不同物镜所要求的镜筒长度和盖玻片的厚度是一致的，为160mm和0.17mm。

4）工作距离（working distance，WD）：是指物像清晰时物镜镜头的下表面到盖玻片的上表面之间的距离。不同的物镜有不同的WD，WD与物镜的放大倍数成反比。

（5）目镜（eyepiece）：位于镜筒上端，目镜镜身通常刻有10×，表示放大倍数。目镜镜口越大，视野越大。现在使用的都是双目显微镜，两目镜之间的距离可以调节，使用时可根据使用人的瞳距调整目镜间距，以保证双眼观察到的视野完全重合。右目镜内一般装有一根细钢丝指针，用以指示视野中的目标。在左目镜镜筒上装有屈光度调节环（diopter adjustment ring），可调节左眼物像的清晰度，以保证眼观察物像时清晰度一样。

（6）滤镜环（filter holder）：位于镜座上，可放置各色滤光片。选择合适的滤光片可增强视野的反差，有利于观察。滤光片的选择见表1-2。

表 1-2   滤光片与标本背景色的关系

滤光片	标本背景色
黄	蓝
绿	红、紫
蓝	黄、棕

（二）光学显微镜的使用

光学显微镜应放在平稳、干燥、阴凉通风、无腐蚀性气体的环境，使用前应仔细检查零部件，发现有破损、部件缺失等问题应及时报告，以便进行维修。每台光镜出厂前均经过严格的校正和检验，使用时切勿擅自拆卸光镜的零部件，特别是物镜和目镜，以免尘埃落入镜头。维护光镜清洁时，机械部件可用绒布擦拭，光学部件只能用擦镜纸轻轻擦拭，若镜头表面有油或污物，应用擦镜纸蘸少许镜头清洗液擦洗，不可用手指或纱布擦拭，以免磨损镜面。镜头清洗液由乙醚、乙醇等易燃物质配制而成,使用时务必注意远离火源,避免带电操作。操作光镜的正确姿势是双眼睁开,双手并用,边观察,边记录,边操作,边绘图。使用完毕,应按要求复原显微镜并罩上防尘罩或将显微镜放回箱柜中。

1. 低倍镜的使用

(1)取镜与放置:取放显微镜时应轻拿轻放。取镜时用双手抓住镜臂两侧,握持时直立在胸前。显微镜应放置在座位正前方的台面上,镜座后缘距桌边大约一拳的距离(约15cm)。取镜时切勿单手斜提,以免目镜从镜筒滑落。放置时勿使镜座压在电源线上,否则可能发生电源线熔化,甚至导致触电和火灾。注意调整座位的高度,以双眼能轻松从目镜中观察到视野为宜。

(2)调节视野亮度:适宜的视野明亮、柔和、均匀。在确认亮度调节旋钮处于"1"挡,电源开关处于"○"位时,方可插入电源线。打开电源时,将电源开关拨到"|"位,注意不要反复按电源开关,否则会缩短开关的寿命。旋转亮度调节旋钮至"3~5"挡,用粗调下降载物台,转动物镜转换器使低倍镜对准通光孔并与光路合轴。将聚光镜升至最高或略低于载物台平面1mm左右的高度,打开孔径光阑至10×位置,使其与使用的低倍镜倍率相匹配。通过孔径光阑、聚光镜和亮度调节旋钮三个部件使视野明亮、柔和、均匀。

(3)放置玻片标本:取一张蛙血涂片,置于载物台上。注意标本面朝上,用玻片标本夹夹紧玻片标本,切勿将玻片压在片夹下。用纵横移片螺旋将标本对准通光孔(采用手推动玻片标本夹的方法来移片,易损坏移片旋钮)。

(4)调焦:从显微镜的侧面看低倍镜镜头,粗调缓缓上升载物台。当低倍镜镜头与玻片标本的距离只有5mm左右时,双眼从目镜中看视野,反向旋转粗准焦螺旋使载物台缓缓下降,直到视野中出现物像为止。上下微微转动细准焦螺旋使物像更清晰。如果低倍镜镜头与玻片标本之间的距离超过了工作距离仍未见物像,则需重复此调焦步骤。

(5)调节瞳距和屈光度:瞳距因人而异,调节瞳距时,一边看目镜,一边调整两目镜间的距离,当双眼观察到的左、右视野完全重合时即完成瞳距调节。调节屈光度可以使两眼看到的物像清晰度相同,操作时先调焦至右眼物像清晰,再调节屈光度调节环至左眼物像清晰(图1-6)。

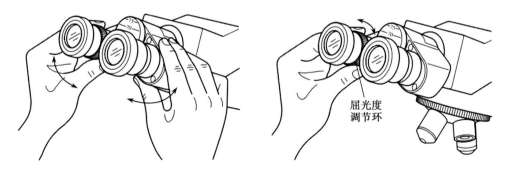

图1-6　调节瞳距(左)和屈光度(右)

(6)观察:低倍镜下,蛙红细胞呈椭圆形,细胞核亦呈椭圆形。细胞质被染成淡红色,细胞核深染呈深紫红色。观察时注意核质比。如果在低倍镜下找不到物像,可能有以下原因:

1)粗准焦螺旋转动太快,超过了工作距离。应重新调焦。

2)物镜没有与光路合轴。应转至合轴位置,合轴时会听到轻微的扣碰声。

3）标本没有进入视野。应移动玻片标本使标本进入视野。

4）标本透明或未染色而光线太强。应调暗光线。

2. 高倍镜的使用   必须在低倍镜下找到清晰物像后，把观察目标移到视野中央，再转换为高倍镜。

（1）转高倍镜镜头：将高倍镜镜头对准通光孔，使其与光路合轴。调节孔径光阑至 40× 位置使其与高倍镜倍率相匹配。

（2）调焦：稍稍转动细准焦螺旋即可获得清晰的物像。在高倍镜下忌用粗准焦螺旋，只能用细准焦螺旋调节焦距。

（3）调节亮度调节旋钮，使视野达到最佳反差。

（4）观察：从细胞大小、数量和视野亮度等方面比较在高倍镜下观察蛙红细胞与在低倍镜下观察有何不同？ 如果在高倍镜下找不到物像，可能有以下原因：

1）螺旋转得太快焦距不在工作距离范围。应回到低倍镜重新调焦，再转至高倍镜。

2）玻片标本放反。应标本面朝上放置玻片标本。

3）物镜松动或者有污染。应扭紧镜头或者擦拭高倍镜镜头。

4）目标不在视野内。应回到低倍重新寻找目标，并移到视野中央或偏心位置，再转至高倍镜。

3. 油镜的使用   油镜的使用需要以香柏油为介质。这是因为油镜的镜口小，以空气作为介质时，由于玻璃和空气的折射率不同，当光线透过标本进入油镜时，会使光线产生折射，导致进入油镜的光线减少，从而视野暗淡、物像模糊。香柏油的折射率与玻璃近似，滴加香柏油，将整个镜头浸在香柏油中，可以大幅减少光线折射带来的损失，增加视野亮度，提高分辨率。注意必须在低倍镜和高倍镜下找到清晰物像后，把需要进一步放大的目标移到视野中央，再转换油镜。

（1）转油镜镜头：转开高倍镜镜头，在玻片标本的通光孔位置滴一滴香柏油，转入油镜使镜头正好浸在油滴中。

（2）调焦：将聚光镜升到最高，调节孔径光阑至 100× 位置，调节细准焦螺旋，至视野中的物像清晰。调节孔径光阑、聚光镜和亮度调节旋钮以获得最适亮度和最佳反差。若找不到目标物像，则需按低倍镜→高倍镜→油镜的步骤重新调节。

（3）观察：油镜下观察蛙血涂片，比较一下低倍镜、高倍镜和油镜这三种物镜的放大倍数和分辨率有何不同。

4. 显微镜复原   显微镜使用完毕后必须复原。步骤是：亮度调节旋钮旋至"1"挡，关闭电源开关，必要时将电源线从电源插座拔出。下降载物台，将物镜转离通光孔。取下玻片标本，玻片标本夹复位，载物台回位。下降聚光镜，关闭孔径光阑，合上目镜。擦拭物镜镜头，确认镜体冷却后罩上防尘罩或将显微镜放回箱柜中。

（1）玻片标本取下后，有盖玻片的标本，可直接用擦镜纸将镜油擦净。无盖玻片的标本，不能擦拭，否则会损坏标本，标本可直接放入片盒。临时装片因含有水分一般需加上盖玻片再用油镜观察，临时装片可以擦拭。

（2）低、高倍镜镜头用完后，可直接用擦镜纸蘸少许镜头清洗液擦拭镜头。油镜用完后，先用干擦镜纸将镜头上的香柏油拭去，再用擦镜纸蘸少许镜头清洗液擦拭镜头，最后用干擦镜纸再擦一遍(干-湿-干)。

（三）光学显微镜的操作练习

严格按操作程序反复练习显微镜的使用,进一步了解显微镜的性能。

1. 观察字母"a"装片　取一张字母"a"装片,用低倍镜观察装片的成像,注意观察视野中的字母"a"是正立的像还是倒立的像;将装片向前、后、左、右移动,注意观察视野中物像的移动方向与玻片标本的移动方向是否一致。

2. 观察红绿兔毛交叉装片　偏心位置是高倍镜的视野中心在低倍镜视野中的位置。如果低倍镜的视野中心与高倍镜的视野中心存在一定的偏差,则需要找偏心位置。确定偏心位置后,以后在观察标本时,只要把需要进一步放大的物像移至偏心位置再转换高倍镜,这样所观察的目标就正好在高倍镜的视野中央。取一张红绿兔毛交叉装片,先在低倍镜下找到交叉点,并移至视野中央,调节物像清晰后转至高倍镜观察,调节细准焦螺旋,辨别红兔毛和绿兔毛的上下位置。思考如果存在视野中心偏差,如何确立偏心位置。

五、作业与思考题

1. 绘制光学显微镜使用操作流程图。

2. 如何调节视野的亮度? 比较分析低倍镜、高倍镜和油镜三种物镜的放大倍数、视野范围和分辨率的关系。

3. 使用显微镜观察玻片标本时,为什么一定要按照从低倍镜到高倍镜再到油镜的顺序? 如果从低倍镜转至高倍镜或从高倍镜转至油镜找不到物像,应怎么办?

4. 什么是偏心位置? 偏心位置是在低倍镜视野中的位置还是高倍镜视野中的位置? 如何确定光学显微镜的偏心位置?

六、试剂配制与存放

镜头清洗液　用无水乙醇70ml和乙醚30ml混合配成。没有乙醚时可用100%的无水乙醇替代。室温存放。

（方　玲）

实验二　动物细胞基本形态结构的观察

一、实验目的

1. 掌握不同类型细胞的基本形态结构和功能的关系。
2. 熟悉如何文字描述光镜下细胞的不同结构。
3. 初步掌握细胞生物学的绘图方法。

二、实验原理

除病毒以外,细胞是所有生物的基本结构和功能单位。多细胞生物均由单个细胞通过有序的增殖分化和发育而来,在此过程中,细胞间逐渐产生了形态结构和功能上的差异。人体有200多种不同类型的细胞,它们大小不一、形态各异、功能不同。不同的组织器官中,细胞的形态结构可以差别很大,以适应不同的组织器官在功能上的需求。如骨骼肌细胞呈长梭形,通过收缩可以产生平行方向的运动;神经细胞有很多树杈状突起,便于细胞间进行短距离或较长距离通信。

动物细胞直径为 $10\sim20\mu m$,大多无色透明。不同细胞化学染色方法可使特定细胞结构在普通光学显微镜下清晰显现。通常,在普通光学显微镜下可以清晰辨认细胞膜、细胞质和细胞核三种结构。

三、实验器材与用品

1. **玻片标本**   人血细胞永久玻片标本、鸡血细胞永久玻片标本、人精子永久玻片标本、家兔脊髓细胞永久玻片标本、人口腔上皮细胞临时玻片标本。

2. **器材**   普通光学显微镜、擦镜纸。

四、实验步骤与方法

(一)细胞形态结构的观察

依次在低倍镜和高倍镜下观察如下几种玻片标本,注意观察细胞、细胞核以及核仁的形态、大小、数量及各部分细胞结构的染色情况。用文字描述普通光学显微镜下所见的不同细胞结构,注意细胞核大小应当用核质比表示。

1. **人血细胞永久玻片标本**   人血细胞分红细胞、白细胞和血小板。红细胞是机体运送氧气的载体,正常状态下呈双凹圆盘状;白细胞类别较多,它们均是机体的免疫细胞,通常呈球形,当其执行功能时还可发生各种变形。

先用低倍镜观察人血细胞标本全貌,然后选取细胞分布均匀的单层区域,转至高倍镜观察(图 2-1)。镜下可见大量染成红色的圆形红细胞,中央浅染、周围较深,无细胞核。血涂片中还可看到散在含有细胞核的白细胞,如中性粒细胞、淋巴细胞等。仔细观察光镜下所看到的各种白细胞,并用文字分别描述其形态结构。

2. **鸡血细胞永久玻片标本**   高倍镜下观察鸡红细胞(图 2-2),并在相同的放大倍数下,从形态、结构、大小等方面与人成熟红细胞进行比较。提示:哺乳类动物的成熟红细胞是无核的,而鸟类、两栖类、鱼类的红细胞是有核的。

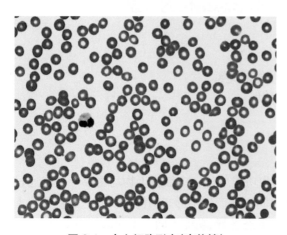

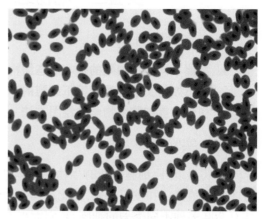

图 2-1 人血细胞形态(高倍镜)   图 2-2 鸡血细胞形态(高倍镜)

3. **人精子永久玻片标本** 精子是一种特化的生殖细胞,在高等动物中一般呈蝌蚪状,分头、颈、尾三部分。本玻片标本是由瑞特染色的人精子压片。高倍镜下可见精子头部呈卵圆形,由细胞核和顶体组成。颈部和尾部由特化的细胞质构成,颈部在头、尾部之间,呈漏斗状,是精子中最短的部位;尾部位于颈部之后,极其细长,是精子的"运动器官"。颈部以下一段较粗的尾部又称为体部,为线粒体形成鞘环绕轴丝所构成的结构,大量线粒体环绕于此,为轴丝的摆动提供能量。(图 2-3)

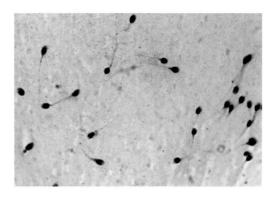

图 2-3　人精子形态(高倍镜)

4. **家兔脊髓细胞玻片标本** 神经细胞是一种高度分化的细胞,是神经系统的基本结构和功能单位,具有感受刺激和传导兴奋的功能。

本实验所用的标本是经甲苯胺蓝染色的家兔脊髓细胞。低倍镜下可见脊髓神经细胞呈多角形,都有胞体和突起两部分。胞体包括细胞膜、细胞质和细胞核;突起由胞体发出,分为树突和轴突,故神经细胞在镜下多呈星芒状。多个神经细胞的突起相互交错密布整个视野。神经细胞的细胞核呈圆形,染色较浅,中间可以看到染色较深的核仁。细胞质内可看到深染的尼氏体,密集呈团块状,它是由大量粗面内质网和游离核糖体聚集形成的光镜结构。在神经细胞旁还可看到大量胶质细胞的细胞核,体积较小,在此玻片标本中胶质细胞的细胞质未着色(图 2-4)。

5. **人口腔上皮细胞玻片标本** 上皮细胞是位于皮肤或腔道表层的细胞。口腔上皮细胞位于口腔颊部黏膜表面,直接与外界接触。口腔上皮细胞属于更新型细胞,其生长代谢旺盛,不断新生、死亡和脱落。

低倍镜下观察口腔上皮细胞以扁平椭圆形或不规则形多见,也可见多边形。中央有一深染的圆形或卵圆形细胞核,核质比较小。高倍镜观察时,核中有时可见致密的核仁(图 2-5)。

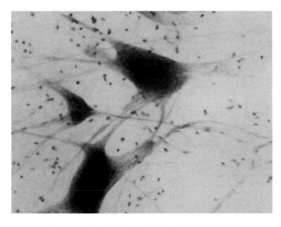

图 2-4　兔脊髓神经细胞形态(高倍镜)

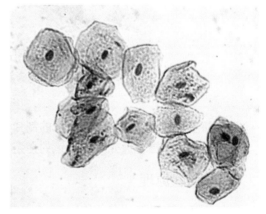

图 2-5　人口腔上皮细胞(高倍镜)

（二）生物绘图的要求和方法

生物绘图的基本要求是如实绘出显微镜下所看到的细胞形态。尽管现在已有了很好的照相和图像处理设备,但显微镜镜下绘图仍是细胞生物学实践的重要技能。通过对镜下细胞结构的精细勾画,利于进一步加深对细胞结构的记忆、认知和思考。镜下绘图基本要求和方法如下(图2-6):

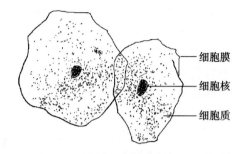

图2-6　人口腔上皮细胞绘图示例(高倍镜)

1. **真实客观**　绘图不能凭空想象,应选取镜下较为典型清晰的实际细胞图像进行绘图,力求科学、真实、客观、可靠,切忌照搬教科书图示、添加额外内容或进行艺术加工。

2. **布局合理、比例正确**　一定要从整体(低倍镜下)到局部(高倍镜下)逐步弄清玻片标本内容,了解所绘细胞间或组织间的毗邻关系,如实还原镜下所绘目标。注意绘图整体美观、重点突出、布局合理、大小适宜并预留标注空间。

3. **点线结合**　绘图时,用线表示连续的结构,比如细胞膜,线条连续,切忌重叠;用点表示不连续的结构,比如细胞质,胞质中不清晰的结构均应以点的浓淡、疏密来表示,切忌使用成片阴影。

4. **铅笔作图**　生物绘图均应采用硬度适中黑色铅笔,以方便修改。铅笔作图要求笔调清晰、粗细一致、易于理解。

5. **标注规范**　绘图完成后,用黑色铅笔对细胞各部分结构进行标注。标注时,从标注点开始向右引出平行实线,各引线末端要对齐,用正楷工整地书写结构名称,图下必须有图题,并且标明放大倍数。

五、作业与思考题

1. 分析组织细胞的不同形态有何生理意义。
2. 用生物绘图法绘制神经细胞结构图,并标注图上各部分的结构名称。
3. 文字描述显微镜下观察到的不同类型细胞的基本形态结构特点。

（陈绍恢）

实验三　细胞临时玻片标本的制备与观察

一、实验目的

1. 初步掌握临时细胞玻片标本的制片方法。
2. 进一步掌握普通光学显微镜的使用方法。

二、实验原理

大多数动物细胞是无色透明的,未经处理的细胞在普通光镜下几乎看不见。因而细胞需制成玻片标本,才能借助光学显微镜进行观察。

根据保存时间的长短不同,生物玻片标本可分为永久玻片标本和临时玻片标本。如果要观察活细胞或只进行短时间生理活动鉴别,可以将材料制备成临时玻片标本。临时玻片标本的制备省去了脱水、固定等操作,能够快速简捷的观察标本,适用于临床快速微生物检验和活细胞观察。如需长期保存玻片标本,则必须将材料进行脱水、固定等处理后制备成永久玻片标本。

　　从制作的方法来分,玻片标本分为涂片、压片、切片、装片、印片等。其中最常用的方法是涂片和压片。涂片是将细胞均匀地涂布在载玻片上的制片方法,常用于血液细胞及精子等不能切成薄片的液态颗粒性材料的玻片标本制备。压片是将组织材料置于玻片之间,施加一定压力,将细胞压散平铺的一种制片方法。该法可以从致密的细胞堆中获得单独细胞进行观察,可用于小鼠肝脏、脊髓,以及洋葱根尖玻片标本的制备。

三、实验器材与用品

　　1. **实验小鼠**　6~8周龄性成熟的雄性小白鼠。

　　2. **试剂**　0.90%生理盐水、75%医用酒精、肝素、瑞特染液、磷酸缓冲液(pH=6.8)、吉姆萨染液(Giemsa stain)、林格液(Ringer's solution)。

　　3. **器材**　洁净纱布、载玻片、盖玻片、平皿、滴管、眼科镊、手术剪、托盘、泡沫板、大头针、10ml小烧杯、吸水纸、擦镜纸。

四、实验步骤与方法

　　(一) 小鼠血涂片的制备与观察

　　血涂片的显微镜检查是血液细胞学检查的基本方法,应用极广。血涂片的常用染色方法为瑞特染色法,瑞特染液是由亚甲蓝(methylene blue)和伊红(eosin)组成的复合染料。血液细胞中不同的化学物质因与亚甲蓝和伊红的亲和力不同呈现结合差异,表现出不同的颜色和着色深度。酸性物质与碱性染料亚甲蓝结合被染成蓝色或蓝紫色,碱性物质与酸性染料伊红结合被染成粉红色,中性物质与伊红和亚甲蓝均可结合,被染成紫红色。

　　1. **标本制备**

　　(1) 处死小鼠:颈椎脱臼法处死小鼠,采集小鼠颈动脉血,加入含有肝素的烧杯内,轻轻摇匀。

　　(2) 推片:用滴管吸一小滴血于载玻片的右外1/4处。另取一张边缘光滑的推片,使其一端紧贴在血滴的前缘,且两玻片夹角30°~45°。待血滴沿两玻片夹角浸开形成一条直线,向左侧一次性均匀推动推片,使血液在载玻片上形成均匀的薄层(图3-1)。室温晾干(充分干燥后细胞可吸附于玻片上,避免后续操作脱落)。

　　(3) 染色:吸取瑞特染液数滴于血膜之上,并滴加等量的磷酸缓冲液(pH=6.8),用玻棒在液面上轻轻按压数次,使其充分混合。将玻片静置5~10min后,于缓流水下冲洗掉多余染液,晾干观察。注意:染液不可过少,以防染料颗粒沉着,影响观察。

　　2. **结果观察**　制备良好的血涂片可看到分布均匀的单层红细胞,细胞重叠较少,结构清晰,色彩明亮。本次实验临时制片中,血细胞未经固定操作,所以染料不能充分进入细胞,使细胞在光镜下有透亮感。成熟红细胞富含碱性物质被染成红色,圆形无核。白细胞散在分布,较红细胞体积稍大,富含酸性物质,胞核被染成蓝色,胞质呈浅蓝或透明。(图3-2)

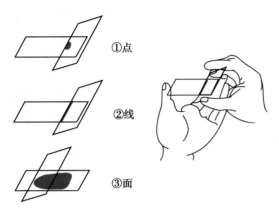

图 3-1　小鼠血涂片制作示意图

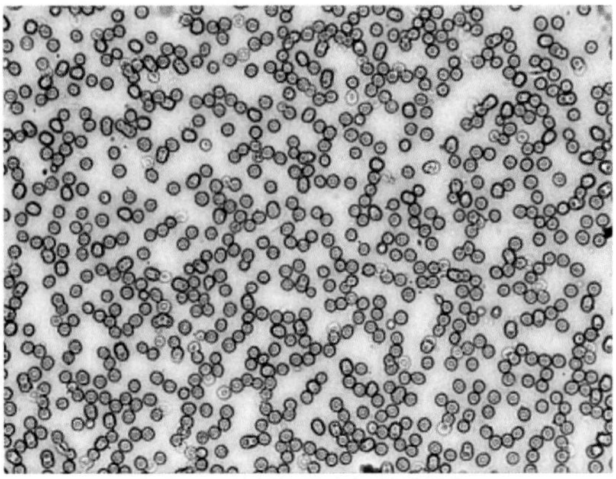

①点

②线

③面

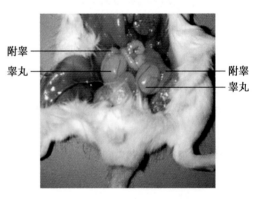

图 3-2　小鼠血涂片(低倍镜)

(二) 小鼠精子玻片标本的制备与观察

由于精子特殊的形态和运动能力,在光镜下较易区分,故可不经染色,直接制片观察。

1. 标本制备

(1) 处死小鼠:取一只性成熟雄性小白鼠,于实验台上颈椎脱臼处死。

(2) 取材:将小白鼠仰放在泡沫板上,用大头针钉住四肢的掌部。用镊子提起生殖器前方的皮肤,用剪刀剪一横行小口,暴露腹壁(注意不要剪破腹壁,这样小鼠体毛容易进入腹腔)。再沿腹中线将皮肤剪开直至胸骨下,将皮肤向两侧分离。同样方法剪开腹壁,暴露腹腔。由于睾丸位于阴囊中,此时一般见不到,需用镊子推挤阴囊,将睾丸(呈淡黄色卵圆状)推入腹腔中(图 3-3)。提起睾丸,辨认睾丸上附着的附睾管(如耳朵状)。用剪刀和镊子仔细分离睾丸和附睾。

附睾

睾丸

附睾

睾丸

图 3-3　小鼠睾丸解剖照片

(3) 制备精子悬液:将分离的睾丸和附睾放入平皿边缘,将平皿斜置,用 2ml 生理盐水吹打,洗去毛发和血液,弃掉液体。再注入 1ml 干净生理盐水,将睾丸和附睾剪成若干小段,用镊子轻轻搅拌挤压,使精子游离进入生理盐水中,即为精子悬液。

(4) 制片:稍待精子悬液静置后,吸取一滴精子悬液于载玻片中央,盖上盖玻片,立刻观察。

睾丸、附睾介绍:睾丸是雄性动物的生殖器官,位于阴囊内。睾丸内有大量弯曲的曲细精管,是精子产生的部位。精子产生后进入附睾管中进一步发育成熟并储存,越靠近附睾尾部,精子的浓度越高,活力越好。故本次实验中,如要获得较高纯度精子涂片,可只分离附睾体和尾部,剪破后在滴有生理盐水的载玻片上轻轻搅拌,盖上盖玻片即可观察。

2. 结果观察

(1) 低倍镜下观察样本全貌:在活力较好的精子标本中,低倍镜视野中可看到大量游动精子,状如蝌蚪。活力较好的精子运动能力强,可迅速从一个视野游入另一视野;活力较差精子仅见尾部轻微摆动,不能前移。随着时间的推移,精子的活力越来越弱。

（2）高倍镜下观察精子细胞形态结构:选取背景清晰、精子分布均匀、重叠较少的区域,将玻片标本转至高倍镜观察。可看到正常小鼠精子分头、颈、尾三部分,头部椭圆,顶部呈钩状。用睾丸制备的精子悬液中还可看到大量球形组织细胞,以及少量未完全变形的精母细胞。(图3-4)

注意事项:观察无染色的活细胞时,调节显微镜的光线强度和视野对比度十分重要。通过左右调动聚光镜下方的孔径光阑

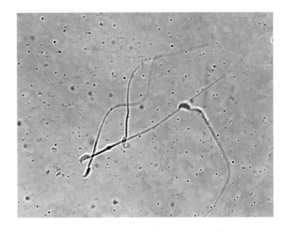

图3-4　未染色小鼠精子涂片(高倍镜)

拉杆,可改变成像的对比度,突出透明细胞轮廓,使细胞更易于观察。

(三) 小鼠肝脏压片的制备与观察

1. 标本制备

（1）取材:打开小鼠腹腔,取一小块肝脏组织($2\sim3mm^3$)放入平皿内,加入适量林格液,再用镊子轻压肝小块,将血液挤出,吸弃液体,再次加入适量林格液重复洗涤一次。

（2）压片:将肝小块移到洁净载玻片上,盖上盖玻片,再加盖一张载玻片。将玻片放置于实验台上,用拇指用力按压玻片,使细胞因挤压变为单层。压好后,移去上层载玻片。

（3）染色:于盖玻片一侧滴加数滴吉姆萨染液,并于另一侧用吸水纸吸引,使染液浸染整片组织,染色$5\sim10min$即可观察。

2. 结果观察　显微镜下观察可见肝细胞排列紧密,挤成多角形。注意分辨压片的细胞层次,选取单层细胞进行形态观察。

五、作业与思考题

1. 试述所制备的小鼠精子及血细胞标本的镜下形态和结构。

2. 比较所采集的不同组小鼠精子的活力状态、运动方式,分析小鼠个体间的差异。

3. 对比观察所制备的不同组织临时玻片标本中细胞形态结构的差异,并结合相关理论知识分析细胞形态结构差异对细胞功能的影响。

六、试剂配制与存放

1. 瑞特染液　瑞特染料1g,甲醇〔分析纯(analytical reagent,AR)〕600ml。

称量瑞特染料放置于干燥研钵内,加适量甲醇后充分研磨至染料部分溶解,静置后将上层已溶解染液倒入棕色试剂瓶保存。于未溶解的染料细粉中再加少量甲醇研磨,重复多次,直至染料完全溶解,甲醇全部用完。将试剂瓶内染液摇匀密封,置于室温暗光保存。瑞特染液新鲜配制时染色效果较差,存储时间越久,染色效果越好。一般存储1周后即可使用,3个月以上更佳。注:研磨时可加甘油少许(2~3ml),既可防止甲醇挥发,也可使细胞着色更加清晰。

2. 磷酸缓冲液(pH=6.8)　称取 $Na_2HPO_4\cdot12H_2O$ 11.81g 或者 $NaH_2PO_4\cdot2H_2O$ 5.92g、$KH_2PO_4\cdot$

$12H_2O$ 4.50g,溶解于 1 000ml 蒸馏水中,用 $NaHCO_3$ 调至 pH=6.8,并置于室温或 4℃冰箱保存。

3. **林格液**　称取氯化钠($NaCl$)8.6g,氯化钾(KCl)4.2g,氯化钙($CaCl_2$)1.8g,加蒸馏水溶解定容至 1 000ml。试剂瓶分装,并置室温或 4℃冰箱保存。

4. **吉姆萨染液**

（1）贮存液:称吉姆萨粉 1g 置于研钵中,加少量甘油充分研磨,呈无颗粒糊状时,再将全部甘油加入(甘油总量 66ml)。放入 56℃中温箱中 2h。然后加入 66ml 甲醇,混匀,保存于棕色瓶中。2 周后使用。

（2）工作液:临用时按每 1ml 吉姆萨贮存液加入 9ml 的磷酸盐缓冲液(pH=6.8)的比例配制。

5. **0.90% 生理盐水**　称取 NaCl 0.90g 溶于 80ml 蒸馏水,搅拌使其充分溶解,定容至100ml,置于 4℃冰箱保存。

（陈绍恢）

实验四　细胞密度和细胞活力的测定

一、实验目的

1. 掌握用血细胞计数板细胞计数并计算细胞密度的方法。
2. 掌握台盼蓝拒染法鉴定细胞死活并计算细胞活力的方法。

二、实验原理

在细胞制备及培养过程中,我们需要知道所用细胞的活力、密度及生长特性等,才能对细胞进行更好的分离及培养。

在不同的培养皿或培养瓶中进行细胞培养均要求接种一定密度的细胞。因此,首先需要对培养的细胞进行计数。应用血细胞计数板计算一个大方格内($0.1mm^3$)的平均细胞数,然后依据细胞悬液的稀释倍数换算出每毫升细胞悬液中的细胞数量,即为细胞密度。最后,将求得的细胞密度乘以细胞悬液的总体积可以得到细胞的总数。

细胞活力是活细胞数占总细胞数的百分比。在细胞群体中细胞会因为自发或人为的因素而死亡,因此在细胞培养中,无论是从组织样本中新分离的细胞还是从冻存管复苏的细胞,均需要测定细胞的活力,才能进行后续实验。常用台盼蓝拒染法鉴别细胞的死活,进而计算细胞活力。正常的活细胞拥有完整的细胞膜结构,台盼蓝染液不能轻易进入,因而细胞不会被染成蓝色;而对于丧失活性的细胞或者胞膜结构不完整的细胞,其胞膜的通透性增加,台盼蓝染液能够轻易进入,因而细胞被快速染成蓝色。

三、实验器材与用品

1. **样本**　鸡血。
2. **试剂**　0.85% 生理盐水、阿氏液（Alsever 液）、0.4% 台盼蓝染液。
3. **器材**　普通光学显微镜、血细胞计数板、水浴锅、5ml 离心管、EP 管、低速离心机、胶头吸管、细口吸管、载玻片、盖玻片、眼科镊、5ml 注射器、胶塞小玻璃瓶。

四、实验步骤与方法

(一) 细胞密度的测定

1. 鸡红细胞悬液的制备

（1）鸡红细胞贮存液的制备：预先用 5ml 注射器吸取 2ml Alsever 液，再从健康鸡的翼下静脉抽取约 2ml 的鸡血，注入玻璃瓶中，紧接着向玻璃瓶中缓慢加入 6ml Alsever 液，轻轻吹打混匀，制备成鸡血∶Alsever 液为 1∶4 的悬液，塞紧瓶塞。鸡红细胞贮存液制备好后，一般置于 4℃冰箱保存，可放置 3~4 天，用时充分混匀即可。

（2）鸡红细胞稀释液的制备

1）鸡红细胞的收集：吸取 0.5ml 鸡红细胞贮存液，加入预先已加入了 4.5ml 生理盐水的 5ml 离心管中，轻轻吹打混匀，1 500r/min 离心 5min，弃掉上清，向沉淀中再加入生理盐水至 5ml，重悬细胞，以相同条件再次离心，离心完毕，弃掉上清，留沉淀。

2）鸡红细胞稀释液的制备：沉淀加入生理盐水至 5ml，重悬细胞，即为 10 倍稀释的鸡红细胞悬液。另取 2 支 5ml 离心管，分别加入 4.5ml 的生理盐水。吸取 0.5ml 10 倍稀释液加入含 4.5ml 生理盐水的离心管中，充分混匀，即为 100 倍的稀释液。同样的方法，吸取 0.5ml 100 倍稀释液加入另一含 4.5ml 生理盐水的离心管中，制得 1 000 倍的稀释液。操作过程见图 4-1。

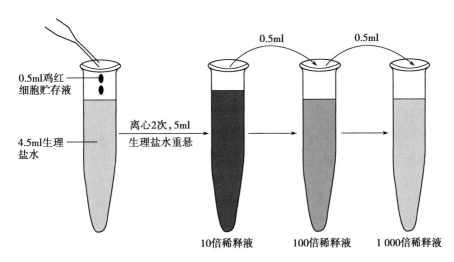

0.5ml鸡红细胞贮存液

4.5ml生理盐水

离心2次，5ml生理盐水重悬

0.5ml　　　0.5ml

10倍稀释液　　100倍稀释液　　1 000倍稀释液

图 4-1　鸡红细胞稀释液的制备过程

2. 血细胞计数板的使用

血细胞计数板是由一块厚的优质玻璃片特制而成，长约 7.5cm，宽约 3.5cm。中央由"H"形凹槽划分为两个相同的计数室。低倍镜下观看到每个计数室均分为 9 个大方格，每个计数室的四个角的大方格被单线划分为 16 个小方格，而中央大方格被双线划分为 25 个中方格（每个中方格又被单线划分出 16 个小方格）。每个大方格的面积为 1.0mm²（长 1.0mm，宽 1.0mm），加盖玻片后，其深度为 0.1mm（图 4-2）。因此，每个大方格的容积为 0.1mm³，即 10^{-4}ml。

（1）加样

1）将血细胞计数板及盖玻片用擦镜纸或棉球擦拭干净，并将盖玻片覆盖于计数板上、下计数室两侧的支持柱上。

2）用细口吸管吸取少量的 1 000 倍稀释的鸡红细胞悬液,沿盖玻片边缘的斜面滴一小滴(图 4-2)。悬液借助表面张力迅速充满整个计数室,注意避免产生气泡。此外,加样不能太多,如果悬液溢出或掉进凹槽,必须重新加样。

3）静置 1~2min,使细胞下沉。

（2）计数和计算

1）镜下观察计数:10 倍镜下找到计数室方格(可以依据细胞大小更换成 20 倍镜或 40 倍镜观察),按照一定顺序依次对四个大方格的细胞进行计数。细胞团块视为一个细胞,若细胞团多于 10%,说明细胞悬液分散不好,需要重新制备悬液。对于压线细胞的计数原则是"数上不数下,数左不数右"。为了减少误差,应重复计数 3 次,取其平均值。计数完毕,取下盖玻片,用流水将计数板及盖玻片冲洗干净,晾干,放入盒子内保存。(图 4-2)

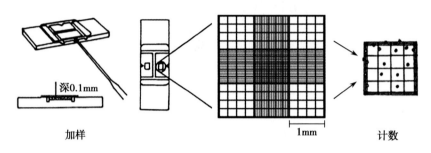

加样　　　　　　　　　　　1mm　　计数

图 4-2　血细胞计数板的计数方法

2）计算:每个大方格体积为 10^{-4}ml,因此稀释液细胞密度(个/ml)计算公式如下:
$$稀释液细胞密度 = (4 个大方格内细胞总数/4) \times 10^4$$
若需要计算细胞原液的细胞密度(个/ml),则需要乘以稀释倍数。计算公式如下:
$$原液细胞密度 = (4 个大方格内细胞总数/4) \times 10^4 \times 稀释倍数$$
若需要得到细胞的总数量(个),则需要乘以原液的总体积。计算公式如下:
$$细胞总数量 = (4 个大方格内细胞总数/4) \times 10^4 \times 稀释倍数 \times 总体积$$

(二) 细胞活力的测定

1. 临时装片的制备

（1）取 3 个洁净的 1.5ml 的 EP 管分别标记为"A""B"和"C"。

（2）用干净吸管分别吸取 0.5ml 鸡红细胞 10 倍稀释液加入 3 个 EP 管中。

（3）将 A 管置于 65℃水浴锅中水浴 2~3min,使细胞死亡。

（4）取出 A 管,待冷却后,吸取约 0.25ml(大约 5 滴)的细胞悬液加入 C 管中,吹打混匀。

（5）分别向 A、B 和 C 3 个 EP 管中加入 0.25ml、0.5ml 及 0.75ml 的 0.4% 台盼蓝染液,轻轻吹打混匀,染色 2min。

（6）装片:取 3 张载玻片,分别滴加 A、B 和 C 3 个 EP 管中的细胞悬液,盖上盖玻片制成临时装片。

2. 观察、计数和计算

（1）观察:先在低倍镜下找到细胞,然后转换高倍镜进行观察。镜下被染成明显蓝色的为死细胞,无色透亮的为活细胞。

（2）计数：随机选取若干个视野，分别统计活细胞和死细胞的数目（细胞总数≥100）。随着染色的时间延长，活细胞也会逐渐被染上颜色，因而影响鉴别效果。因此，尽量在 3~5min 内完成计数。

（3）计算：细胞活力计算公式如下：

细胞活力（%）= 活细胞总数/（活细胞总数 + 死细胞总数）×100%

3. **说明**　在细胞培养过程中，为了更加简便地测定细胞的数量和活力，可以直接用血细胞计数板对台盼蓝染色后的细胞进行细胞活力测定和细胞计数，但是需要事先配制好合适浓度的台盼蓝染液以及考虑染液本身的稀释作用。

五、作业与思考题

1. 计算鸡红细胞 1 000 倍稀释液的细胞密度。
2. 分别计算 A、B 及 C 3 个 EP 管中细胞活力。
3. 如何稀释获得密度为 1×10^6（个/ml）的细胞悬液？
4. 为什么在计算细胞密度的公式里需要先除以 4 再乘以 10^4？
5. 为什么台盼蓝能够简便的鉴别细胞死活？

六、试剂配制与存放

1. 0.85% **生理盐水**　称取 NaCl 0.85g 溶于 80ml 蒸馏水，搅拌使其充分溶解，定容至 100ml，置于 4℃冰箱保存。

2. Alsever **液**　称取葡萄糖2.05g，枸橼酸钠（柠檬酸钠）0.80g，NaCl 0.42g，加蒸馏水溶解定容至 100ml，试剂瓶分装，置于 4℃冰箱保存。

3. 0.4% **台盼蓝染液**　称取台盼蓝粉末 0.4g 溶于 60ml 生理盐水，配制时需加热使之完全溶解，充分溶解后定容至 100ml，置于室温保存。

（唐泽丽）

实验五　细胞的显微测量

一、实验目的

1. 掌握利用显微测微尺测量细胞大小的原理和技术。
2. 熟悉不同类型细胞的形态。

二、实验原理

不同细胞的体积和形态差别很大。通常情况，真核细胞的体积大于原核细胞。人及动物的大多数细胞直径在 10~20μm，可用显微测微尺对细胞进行测量。显微测微尺包括目尺和台尺，目尺为安装在目镜隔板上的玻璃圆尺（等分小格），当目尺正好与中间物像重叠或者平行时，可用于测量经显微镜放大后的细胞，由于物镜放大倍数不同，每格目尺所代表的实际长度也不一样，因此，必须先用台尺（有精准刻度的小格）对目尺进行校核，以计算出不同放大倍数物镜下每个小格目尺所代表的实际长度。

三、实验器材与用品

1. **样本**   鸡血红细胞悬液、健康人外周血液。
2. **试剂**   0.85% 生理盐水、0.4% 台盼蓝染液、瑞特染液、磷酸缓冲液。
3. **器材**   普通光学显微镜、显微测微尺（目尺和台尺）、胶头吸管、载玻片、盖玻片、染色架、电吹风。

四、实验步骤与方法

（一）显微测微尺的使用

1. **显微测微尺的组成**

（1）目尺：是安装在目镜像平面的玻璃圆片，中央有一把刻度尺，均等分为 100 格。镜下观察目尺的刻度和长度不会随着物镜的转换而发生变化，但是其所代表的真实长度会因不同的物镜放大倍数不同而异。因此，在使用前必须对相应物镜倍数下每格目尺所代表的实际长度进行标定校准。

（2）台尺：是固封在载玻片中央的精准标尺，长 1mm（1 000μm），被均分为 100 个小格，每个小格的长度为 10μm。不同物镜下观察到台尺每格的长度会发生变化，但是其所代表的长度始终是 10μm。因而，台尺是专门用来校正目尺的测微尺。

2. **核准目尺**

（1）将台尺有刻度的面朝上放在载物台上夹好，移动台尺使其刻度移至视野中央。

（2）低倍镜下调焦至台尺刻度清晰，旋转目镜，使目尺与台尺的刻度平行。

（3）小心移动台尺，使两尺左端 "0" 刻度对齐（图 5-1A），然后从左向右找到两尺再次重合的刻度。

（4）分别记录两条重合线之间台尺和目尺的格数。目尺每格长度计算公式如下：

$$目尺每小格长度（μm）= \frac{台尺小格数}{目尺小格数} \times 10$$

（5）高倍镜及油镜下，以相同的方法进行核准（图 5-1B 为高倍镜示意图）。

（6）核准完毕，取下台尺。

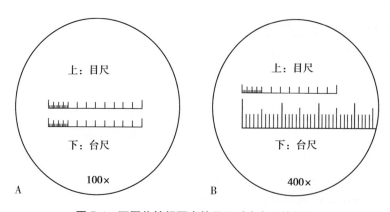

图 5-1   不同物镜视野中的目尺对应台尺的刻度

（二）临时玻片标本的制备

1. 鸡红细胞玻片标本的制备 用吸管取一滴 C 管中的鸡红细胞悬液（具体制备方法见"实验四 细胞密度和细胞活力的测定"）滴加在载玻片上，将盖玻片倾斜于载玻片 30°~45° 轻轻覆盖，镜检。

2. 人血涂片及染色

（1）于载玻片右端外 1/3 处滴一滴健康人外周血液，使用另一张干净的载玻片以 30°~45° 将血液快速平稳地推向载玻片另一端。血涂片为均匀"舌状"的薄膜较佳。

（2）将血涂片平放在染色架上，滴加瑞特染液数滴覆盖整个血膜，染色 1~2min。

（3）滴加约等量的磷酸缓冲液（或者中性蒸馏水），轻轻晃动混合均匀，染色 3~5min。

（4）用流水冲去染液，自然晾干或用电吹风冷风挡吹干片后镜检。

（三）细胞显微测量

观察标本，用目尺测量细胞。为了减少误差，应该对同类细胞进行多次测量，取平均值。

1. 在高倍镜下测量鸡红细胞及细胞核的长、短径，计算细胞的体积和核质比。

2. 在高倍镜下测量人红细胞的直径，计算细胞的体积。

3. 在高倍镜下测量人淋巴细胞及细胞核的直径，计算细胞的体积和核质比。

细胞体积及核质比的计算公式如下：

圆球体体积：$V=4/3\pi r^3$（r 为半径）

椭球体体积：$V=4/3\pi ab^2$（a 为长半径，b 为短半径）

核质比：$NP=Vn/(Vc-Vn)$（Vn 为细胞核的体积，Vc 为细胞质的体积）

五、作业与思考题

1. 分别算出 10 倍镜和 40 倍镜下，每格目尺所代表的长度。

2. 测定鸡红细胞的长、短径，人红细胞直径及人淋巴细胞的直径，并求得以上三种细胞的体积以及鸡红细胞和人淋巴细胞的核质比。

3. 为什么不同放大倍数的物镜下均需要对目尺进行核准？

六、试剂配制与存放

1. **0.85% 生理盐水** 参见实验四"试剂配制与存放"。

2. **0.4% 台盼蓝染液** 参见实验四"试剂配制与存放"。

3. **瑞特染液** 参见实验三"试剂配制与存放"。

4. **磷酸缓冲液（pH=6.8）** 参见实验三"试剂配制与存放"。

（唐泽丽）

实验六 细胞吞噬活动

一、实验目的

1. 掌握细胞吞噬活动的实验原理和方法。

2. 熟悉小白鼠腹腔注射给药和颈椎脱臼处死的方法。

3. 了解小白鼠的抓持方法。

二、实验原理

高等动物的体内存在着具有防御功能的白细胞体系,包括单核细胞、粒细胞和淋巴细胞三类,其中以单核细胞和中性粒细胞的吞噬活动较强,故称这两类细胞为吞噬细胞,它们是机体免疫系统的重要组成部分。

单核细胞由骨髓产生,发育成熟后进入血液,经毛细血管到达肝、脾、淋巴结及结缔组织后进一步分化为巨噬细胞。单核细胞占外周血白细胞的 3%~8%,其在血液中的半衰期为12~48h,一旦进入组织分化为巨噬细胞后,其生命周期可长达数月至数年。

机体受到给药、病原体入侵等外来异物影响时,可以主动募集巨噬细胞,巨噬细胞具有趋化性,也能主动向异物游走。巨噬细胞接触异物时,先是吸附这些异物,随后吸附区域的细胞膜凹陷形成伪足包裹异物,将异物吞入胞质形成吞噬泡。随之巨噬细胞溶酶体与吞噬泡融合,将异物消化分解,保护机体免遭伤害。

三、实验器材与用品

1. **材料**　6~8 周龄小白鼠、2% 鸡红细胞悬液。
2. **试剂**　6% 淀粉肉汤(含台盼蓝)、0.85% 生理盐水。
3. **器材**　2ml 注射器、解剖剪、解剖镊、解剖盘、吸管、载玻片、盖玻片、吸水纸、擦镜纸、普通光学显微镜。

四、实验步骤与方法

(一) 实验内容

1. **腹腔注射给药**　实验前 2 天,每天给小白鼠腹腔注射 6% 含台盼蓝的淀粉肉汤 1ml,刺激腹腔产生更多的巨噬细胞,台盼蓝起标记作用。

2. **腹腔注射异物**　实验时,取已注射过淀粉肉汤的小白鼠,向其腹腔注射 2% 的鸡红细胞悬液 1ml,轻揉小白鼠腹部使鸡红细胞分散。15min 后,再向小白鼠腹腔注射 1ml 生理盐水,轻揉小白鼠腹部以稀释腹腔液。抓持小白鼠时,先用右手拉住其尾巴端,再用左手拇指和示指抓住其两只耳朵和头颈部皮肤,然后用左手小指和环指夹住其尾巴,使整只小白鼠仰卧在自己的掌心。

3. **制备临时装片**　3min 后,颈椎脱臼法处死小白鼠。将小白鼠置于解剖盘上,注意腹面朝上,用镊子夹起小白鼠腹腔皮肤和肌肉,将腹腔剪开一个小洞,把吸管插进腹腔,吸取腹腔液 1~2 滴滴在载玻片上,盖上盖玻片,制成临时装片。颈椎脱臼处死小白鼠时,用右手拉住其尾巴近端,用左手捏住其头颈部,左手向下压,右手向后向上约 45° 用力牵拉至颈椎脱臼。

(二) 结果观察

镜检时可将视野的亮度稍降低。高倍镜下注意识别三种细胞:较大的圆形或不规则形的是巨噬细胞,因未染色不易见到细胞核,其表面有许多毛刺状突起,胞质中含有少量的蓝色颗粒,为吞入含台盼蓝的淀粉肉汤形成的吞噬泡;鸡红细胞呈淡黄色椭圆形且有椭圆形细胞核;小白鼠红细胞呈淡黄色圆盘状,观察时间较长时,细胞变成刺球状,为细胞脱水所致。

移动玻片标本,观察巨噬细胞吞噬鸡红细胞的情况:有的鸡红细胞紧紧吸附于巨噬细胞的表面;有的鸡红细胞部分被巨噬细胞吞入;有的鸡红细胞完全被巨噬细胞吞入,形成圆形的吞噬泡(图 6-1)。把处于不同吞噬阶段的巨噬细胞关联起来,便可认识细胞吞噬的动态过程。

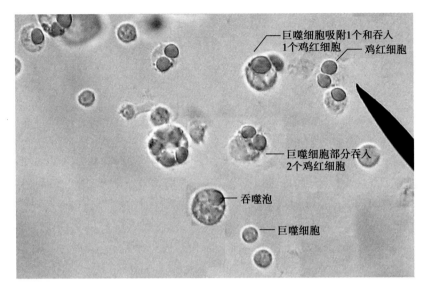

图 6-1　小鼠巨噬细胞吞噬鸡红细胞过程(高倍镜)

五、作业与思考题

1. 绘制实验操作流程图。
2. 绘制高倍镜下小白鼠巨噬细胞吞噬鸡红细胞过程的示意图。
3. 巨噬细胞将如何处理吞入的鸡红细胞? 细胞吞噬活动对人体有何意义?

六、试剂配制与存放

1. **6% 淀粉肉汤(含台盼蓝)**　称取牛肉膏 0.3g、蛋白胨 1.0g、NaCl 0.5g,加入双蒸水 100ml,溶解后再加入可溶性淀粉(食用淀粉)6.0g,煮沸灭菌,加适量 1% 台盼蓝染液混匀。置于 4℃冰箱保存,使用前 37℃温水浴溶解。

2. **1% 台盼蓝染液**　称取台盼蓝粉 1.0g,溶于 100ml 的生理盐水,加热使之完全溶解。过滤除去不溶解的杂质,装入瓶内室温保存。

3. **2% 鸡红细胞悬液**　用 2ml 注射器从鸡翼下静脉抽血 1ml,放入盛有 4mlAlsever 液的瓶中,混匀,配成鸡血:Alsever 液为 1∶4 的贮存液,置于 4℃冰箱保存。使用前加入 0.85% 生理盐水,以 1 000r/min 离心 5min。取 2ml 鸡红细胞贮存液加 0.85% 生理盐水 98ml 配成 2% 的鸡红细胞悬液。

4. **0.85% 生理盐水**　参见实验四 "试剂配制与存放"。

5. **Alsever 液**　参见实验四 "试剂配制与存放"。

(方　玲)

实验七　红细胞溶血实验

一、实验目的

1. 熟悉红细胞溶血实验的原理和方法。
2. 了解各种物质进入红细胞的速度。

二、实验原理

细胞膜是一种选择通透性膜,它可选择性地控制物质进出细胞,从而对外界做出反应。水是最普通的溶剂,当细胞内外存在渗透压的差别时,水分子能由渗透压低的一侧(水分子密度高的一侧)向渗透压高的一侧渗透。若将红细胞置于低渗液中,水分子很快渗到细胞内,使细胞胀破,血红蛋白溢出,即发生溶血。溶血时,溶液由不透明的红细胞悬液变为红色透明的血红蛋白溶液。若将红细胞置于各种等渗液中,由于红细胞膜对各种溶质的通透性不同,有的溶质分子不能透入,有的溶质分子可以透入,透入细胞的溶质能够使红细胞内的渗透压提高,促使水分进入细胞,产生溶血。因为溶质分子的大小和性质不同,能透入细胞膜的溶质进入细胞的速度不同,溶血发生的时间也不同。而不能透入细胞膜的溶质,则维持等渗环境,不发生溶血。因此,通过记录红细胞是否发生溶血以及溶血发生所需的时间,可以判断细胞膜对各种物质是否通透以及通透性的大小。

三、实验器材与用品

1. **样品**　新鲜兔血液。
2. **试剂**　0.075mol/L KCl 溶液、0.17mol/L NaCl 溶液、0.17mol/L 氯化铵溶液、0.17mol/L 醋酸铵溶液、0.17mol/L 硝酸钠溶液、0.12mol/L 硫酸钠溶液、0.12mol/L 草酸铵溶液、0.32mol/L 葡萄糖溶液、0.32mol/L 甘油溶液、0.32mol/L 乙醇溶液、0.32mol/L 丙酮溶液、肝素钠。
3. **器材**　50ml 烧杯、10ml 试管、试管架、吸管、10ml 量筒、玻棒、5ml 注射器、普通光学显微镜、载玻片、盖玻片、计时器。

四、实验步骤与方法

(一) 制备血液稀释液

1. **抗凝剂的制备**　首先称取 1g 肝素钠粉末,然后加入 0.17mol/L NaCl 溶液 10ml(肝素钠:NaCl 溶液 =1:10),混合均匀,制成肝素抗凝剂。
2. **血液的抗凝处理**　取新鲜血液,与肝素抗凝剂按 10:1(血液:肝素抗凝剂)的体积比混合均匀,配制成经肝素抗凝的血液(这一步动作要非常迅速,否则血液会凝固)。或者按同样的比例先把抗凝剂加入到烧杯中,再加入新鲜血液,迅速摇动,混合均匀。
3. **红细胞悬液的制备**　取肝素抗凝血与 0.17mol/L NaCl 溶液(1:10)混合均匀,制成红细胞悬液(呈红色不透明状)。

(二) 细胞膜选择通透性的观察

1. **兔红细胞在低渗液中溶血**　取试管 1 支,加入 0.075mol/L KCl 溶液 4ml,然后再加入

4 滴兔红细胞悬液,摇匀。观察溶液颜色的变化,溶液由不透明的红色变为透明澄清时,即红细胞破裂,红细胞全部溶血(透过试管壁可以看清楚书本的字)。记录溶血所需时间,溶血时间是从加入红细胞悬液开始到溶液变为红色透明澄清所需的时间。

2. 兔红细胞在等渗液中的通透性　取试管 10 支,编号 1~10。在试管中依次加入 0.17mol/L NaCl 溶液、0.17mol/L 氯化铵溶液、0.17mol/L 醋酸铵溶液、0.17mol/L 硝酸钠溶液、0.12mol/L 硫酸钠溶液、0.12mol/L 草酸铵溶液、0.32mol/L 葡萄糖溶液、0.32mol/L 甘油溶液、0.32mol/L 乙醇溶液和 0.32mol/L 丙酮溶液各 4ml,再分别加入 4 滴兔红细胞悬液,轻轻摇匀(不可强力摇晃,以免造成红细胞破裂)。静置于室温中,注意观察有无颜色变化,是否发生溶血,记录溶血所需时间。40min 内必须对 10 支试管的溶血结果做出判断。

（1）不溶血:管内液体分两层,上层浅黄色透明,下层红色不透明。取下层液体镜下观察,红细胞完好呈双凹圆盘状。

（2）不完全溶血:溶液仍浑浊,上层带红色透明,下层红色不透明。取上层溶液镜下观察,红细胞部分完好呈双凹圆盘状,部分呈红细胞血影。

（3）完全溶血:液体变为红色透明澄清,镜下观察,红细胞全部破碎而呈红细胞血影。

3. 红细胞破碎的观察　滴一滴 10% 兔红细胞悬液于载玻片上,盖上盖玻片。用普通光学显微镜观察细胞的形状和颜色。然后在盖玻片的一边滴加清水,在另一边用吸水纸吸水,在光镜下观察细胞的破裂过程。

五、作业与思考题

1. 将兔红细胞膜通透性的实验结果填表,并对结果进行分析(表 7-1)。

表 7-1　10 种不同溶质溶液的溶血实验记录

编号	溶液	是否溶血	溶血时间/min
1	4ml 0.17mol/L NaCl 溶液+4 滴兔红细胞悬液		
2	4ml 0.17mol/L 氯化铵溶液+4 滴兔红细胞悬液		
3	4ml 0.17mol/L 醋酸铵溶液+4 滴兔红细胞悬液		
4	4ml 0.17mol/L 硝酸钠溶液+4 滴兔红细胞悬液		
5	4ml 0.12mol/L 硫酸钠溶液+4 滴兔红细胞悬液		
6	4ml 0.12mol/L 草酸铵溶液+4 滴兔红细胞悬液		
7	4ml 0.32mol/L 葡萄糖溶液+4 滴兔红细胞悬液		
8	4ml 0.32mol/L 甘油溶液+4 滴兔红细胞悬液		
9	4ml 0.32mol/L 乙醇溶液+4 滴兔红细胞悬液		
10	4ml 0.32mol/L 丙酮溶液+4 滴兔红细胞悬液		

2. 都是等渗液,为什么有的可以致红细胞溶血,有的却不可以?

3. 输液时,为什么要使用等渗液(0.90% NaCl 溶液)?

六、试剂配制与存放

1. **肝素抗凝剂**   称取 1g 肝素钠粉,加入 0.17mol/L NaCl 溶液 10ml 混匀,制成肝素抗凝剂,4℃保存。

2. **10% 兔红细胞悬液**   取新鲜兔血,与肝素抗凝剂按 10∶1(血液∶肝素抗凝剂)的比例混匀,配制成肝素抗凝血(此步动作要求非常迅速,否则血液会凝固)。或者按同样的比例先把肝素抗凝剂加入到烧杯中,再加入新鲜血液,迅速摇匀。实验时,取 10ml 肝素抗凝血加入 90ml 0.90% 的生理盐水,混匀,配成 10% 兔红细胞悬液,呈红色不透明液体。

3. **0.075mol/L KCl 溶液**   0.558 8g KCl 溶于蒸馏水,并定容至 100ml,室温下保存。

4. **0.17mol/L NaCl 溶液**   0.994 5g NaCl 溶于蒸馏水,并定容至 100ml,室温下保存。

5. **0.17mol/L 氯化铵溶液**   0.909 5g 氯化铵溶于蒸馏水,并定容至 100ml,室温下保存。

6. **0.17mol/L 醋酸铵溶液**   1.309g 醋酸铵溶于蒸馏水,并定容至 100ml,室温下保存。

7. **0.17mol/L 硝酸钠溶液**   1.445g 硝酸钠溶于蒸馏水,并定容至 100ml,室温下保存。

8. **0.12mol/L 硫酸钠溶液**   1.704g 硫酸钠溶于蒸馏水,并定容至 100ml,室温下保存。

9. **0.12mol/L 草酸铵溶液**   2.108g 草酸铵溶于蒸馏水,并定容至 100ml,室温下保存。

10. **0.32mol/L 葡萄糖溶液**   5.76g 葡萄糖溶于蒸馏水,并定容至 100ml,室温下保存。

11. **0.32mol/L 甘油溶液**   2.944g(2.3ml)甘油(100%)溶于蒸馏水,并定容至 100ml,室温下保存。

12. **0.32mol/L 乙醇溶液**   1.472g(1.9ml)无水乙醇溶于蒸馏水,并定容至 100ml,室温下保存。

13. **0.32mol/L 丙酮溶液**   1.856g(2.4ml)丙酮溶于蒸馏水,并定容至 100ml,室温下保存。

(焦 铭)

实验八   细胞器的观察

一、实验目的

1. 熟悉高尔基复合体、中心体、线粒体的光镜下形态及分布特征。
2. 了解不同细胞器染色方法。

二、实验原理

细胞中的细胞器主要有线粒体、内质网、高尔基复合体、中心体、核糖体等。各种细胞器在不同细胞中的定位分布大致相同,但不同类型的细胞生理特性不同,其胞内所含细胞器在数量上存在一定差异。为了观察某种细胞器的形态结构,可选取相应表达丰富的细胞种类进行制片观察,如选用肝细胞观察线粒体,选用神经细胞观察高尔基复合体,选用分裂细胞观察中心体等。光学显微镜的最大分辨率是 $0.2\mu m$,故只能观察到少数较大的细胞器。在制片过程中,由于细胞内不同组分对各种染料的亲和力不同,可以通过特殊染色方法使细胞器与其他细胞成分呈现颜色差异,便于观察。

三、实验器材与用品

1. **玻片标本**　脊髓神经节纵切片(镀银染色)、马蛔虫子宫横切片(铁-苏木精染色)、大鼠肝脏切片(铁-苏木精染色)。
2. **试剂**　1%詹纳斯绿 B 染液、75%医用酒精、镜头清洗液。
3. **器材**　普通光学显微镜、牙签、载玻片、盖玻片、干净纱布、香柏油、吸水纸、擦镜纸。

四、实验步骤与方法

(一)高尔基复合体的观察

哺乳动物所有细胞都含有高尔基复合体,在蛋白质合成旺盛的细胞内分布较多,如各种分泌腺细胞和神经细胞。高尔基复合体具有嗜银性和嗜锇性,可用硝酸银或锇酸浸染着色。经硝酸银染色后的高尔基复合体呈棕黑色。

取镀银染色的家兔或豚鼠脊神经节纵切片进行观察,4 倍物镜下,脊神经节纵切面略呈椭圆形,并被染成棕黄色。将物镜转换至 10 倍观察细胞形态,可见脊神经节主要由着色较浅的神经纤维束和着色较深的黄色脊神经节细胞构成。脊神经节细胞为假单极细胞,它们成群分布,胞体呈圆形或椭圆形,大小不等。选择一个轮廓清晰完整、胞质中有黑色网状物的神经节细胞,调至视野中央,转换高倍镜观察。可见脊神经节细胞中央有一个不着色圆形细胞核,核内可见一粉色圆形核仁。核周围的胞质中散布大量被染成棕黑色的高尔基复合体,呈网状不连续分布。仔细观察,有的呈条索状,有的呈颗粒状,形状各异。(图 8-1)

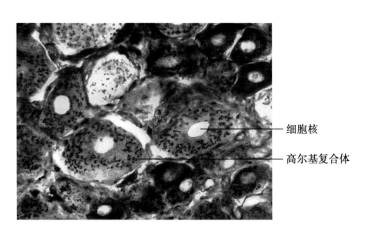

细胞核
高尔基复合体

图 8-1　兔脊神经节细胞高尔基复合体(高倍镜)

(二)中心体的观察

中心体是动物细胞中参与微管形成的细胞器,在有丝分裂过程中易于观察。马蛔虫子宫中存在大量正在进行有丝分裂受精卵,故本实验观察对象是铁-苏木精染色后的马蛔虫子宫横切片。

首先,在低倍镜下观察马蛔虫子宫全貌(呈卵圆形、蓝黑色):外围较深一圈为马蛔虫子宫柱状上皮细胞,所围区域中有大量处于不同分裂时期的受精卵,选取染色体全部靠中部分布的有丝分裂中、后期受精卵;然后转至高倍镜观察:受精卵呈卵圆形,最外层为卵壳。卵壳与卵细胞之间有一层空腔,称为围卵腔。受精卵细胞呈圆形、黑色,其内可见一到两个染色极深的小黑点,即为中心粒。中心粒周围有一圈较浅胞质区域称为中心球。成对的中心粒及其所附属的中心球统称中心体。从中心球辐射出星状的射线,即纺锤体微管,也称为星射线。中心体和星射线也合称星体(图8-2)。选取多个受精卵细胞观察,分析思考中心体位置分布的立体构象。

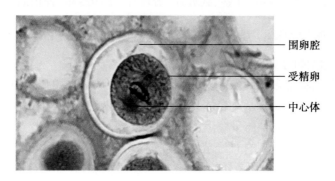

围卵腔

受精卵

中心体

图8-2   马蛔虫子宫切片示中心体(高倍镜)

(三)线粒体的观察

线粒体是细胞内的能量工厂,是细胞进行细胞呼吸主要场所,呈粒状或短棒状,直径为$0.5\sim1.0\mu m$。物质代谢越旺盛的细胞,线粒体的数量越多,肝细胞中可达1 000~2 000个。

1. **大鼠肝脏切片标本**   取苏木精染色的大鼠肝脏切片在显微镜下观察。低倍镜下,视野整体呈现蓝色,可见肝细胞由中央静脉向四周辐射状排列呈索状,细胞形状不规则,边缘不清。转至高倍镜观察,视野下肝细胞可见清晰、着色较浅的1~2个蓝黑色圆形细胞核,可以此确定单个肝细胞。细胞核旁分布有大量蓝色颗粒,此即肝细胞线粒体。线粒体靠近细胞核分布,并未布满整个细胞质,故越在细胞外围区域,线粒体越少,细胞轮廓感觉越淡(图8-3)。

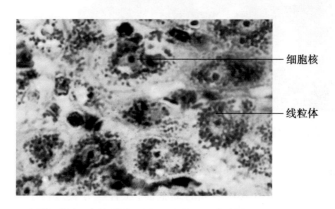

细胞核

线粒体

图8-3   大白鼠肝脏切片示线粒体(高倍镜)

2. **口腔上皮细胞玻片标本制备与观察**   詹纳斯绿B是线粒体特异性染色活体染料。当用詹纳斯绿B浸染细胞时,由于线粒体中的细胞色素氧化酶可以使詹纳斯绿B保持氧化状态,呈现蓝绿色;而细胞质中因无细胞色素氧化酶,詹纳斯绿B处于还原状态,呈无色。

（1）制备：取一片洁净载玻片，在载玻片上同一位置缓慢滴 3~4 滴 1% 詹纳斯绿 B 染液。用干净牙签在口腔颊部刮取上皮细胞，涂布于染液中。盖上盖玻片，染色 5min 后，于显微镜下进行观察。注意：由于表层的口腔上皮细胞大多衰老死亡，线粒体较少，故可弃去第一根刮取的牙签，用第二根牙签在口腔颊部相同位置，再刮一次细胞进行涂片，便能观察到较多线粒体。

（2）观察：低倍镜下找到铺展较好的口腔上皮细胞，转至油镜观察线粒体的分布及形态。油镜下，细胞接近无色，胞体较大，呈扁平不规则形，胞核较小，呈圆形。胞质中分布有蓝绿色颗粒状物，此即线粒体。口腔上皮细胞中线粒体的数量较肝细胞中少得多，它们的分布较分散，且不均匀（图 8-4）。

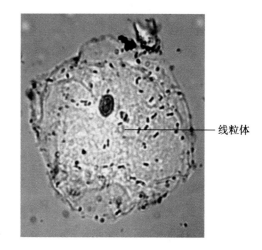

——线粒体

图 8-4　口腔上皮细胞活体染色示线粒体（油镜）

五、作业与思考题

试述高尔基复合体、中心体和线粒体的镜下形态及分布特征。

六、试剂配制与存放

1. **1% 詹纳斯绿 B 染液**　称取 1g 詹纳斯绿 B 加入 100ml 0.90% 生理盐水中，于 30~40℃下充分溶解即可，4℃避光保存。

2. **镜头清洗液**　参见实验一"试剂配制与存放"。

（陈绍恢）

实验九　细胞器的分级分离与特异染色

一、实验目的

1. 熟悉细胞组分分级分离的原理及方法。
2. 掌握匀浆器和离心机的使用方法。

二、实验原理

细胞内不同结构的比重和大小都不相同，在同一离心场内的沉降速度也不相同，根据这一原理，常用不同转速的离心法，将细胞内各种细胞器或细胞组分分级分离出来。

分离细胞器最常用的方法是将组织制备成匀浆，在均匀的悬浮介质中用差速离心法进行分离，其过程包括组织细胞匀浆、分级分离和分析三步，这种方法已成为研究亚细胞结构的化学组成、生化代谢及其生理功能的主要手段。

在低温条件下将组织放在匀浆器中，加入等渗匀浆介质（即 0.25mol/L 蔗糖溶液，0.003mol/L 氯化钙溶液）后充分研磨使之成为各种细胞器及其包含物的匀浆。保持匀浆过程中低温是为了抑制酶活性,以保护各种亚细胞结构的活性。

分级分离是一种通过由低速到高速离心逐渐实现沉降分离的方法。先用低速离心得到较大的颗粒沉淀,再用高一挡的转速,将匀浆液中次大的颗粒沉淀下来,以此类推,从而使各种细胞结构,如细胞核、线粒体等得以逐步分离。由于样品中各种大小和密度不同的颗粒在离心开始时均匀分布在整个离心管中,所以每级离心得到的第一次沉淀必然不是纯的最重的颗粒,须经反复悬浮和离心加以纯化。细胞的膜性结构研磨成碎片后容易聚集融合成较大的团块,碎片团块包裹线粒体等颗粒状细胞器是影响分级分离的重要因素,因此每次离心操作前都需用吸管充分吹打形成悬液。

细胞器及细胞组分的分级分离效果需分析确定。目前可用生物化学方法进行形态和功能鉴定。例如细胞核易被中性红染成红色,而线粒体含有的细胞色素氧化酶系可使詹纳斯绿 B 保持氧化状态而显绿色。

三、实验器材与用品

1. **样本**　6~8 周龄小鼠。

2. **试剂**　0.90% 生理盐水、匀浆液(0.25mol/L 蔗糖溶液、0.003mol/L 氯化钙溶液)、中性红-詹纳斯绿 B 染液、95% 乙醇溶液。

3. **器材**　普通光学显微镜、低速离心机、高速离心机、普通架盘天平、解剖盘、手术剪、手术镊、玻璃匀浆器、冰盒、冰粒、纱布、吸管、烧杯、试管架、10ml 离心管、1.5ml 离心管、载玻片、盖玻片、擦镜纸、滤纸。

四、实验步骤与方法

(一)低速离心分离细胞核

1. 颈椎脱臼法处死小鼠,迅速剖开腹部取出肝脏,剪成小块(去除结缔组织),置于盛有 0.85% 生理盐水的烧杯中,反复洗涤,尽量除去血污,用滤纸吸去表面的液体。

2. 称取湿重约 1g 的肝组织放在小平皿中,加入 1ml 预冷的匀浆液,充分剪碎肝组织。

3. 剪碎的肝组织倒入匀浆器中,使匀浆器下端浸入盛有冰粒的冰盒中,左手持之,右手将匀浆捣杆垂直插入管中,上下转动研磨约 1min,用 8 层纱布过滤匀浆液于烧杯中。吸取 1ml 过滤匀浆液于 1.5ml 离心管,做标记①,冰盒中保存。剩余过滤匀浆液转入 10ml 离心管中。

4. 将装有滤液的 10ml 离心管配平后,放入低速离心机,以 2 000r/min 离心 7min。离心停止后从离心机轻轻取出离心管,用吸管将上清液小心移入 1.5ml 离心管中,保存于冰盒,待分离线粒体用。余下的沉淀物进行下一步骤。

5. 用 8ml 冷冻匀浆液重悬沉淀物,配平后以 2 000r/min 离心 7min,弃上清。加入 0.3ml 匀浆液重悬,或在弃上清时保留相当于沉淀体积约 5 倍量的上清液,用吸管用力吹打成均匀的悬液,转移至 1.5ml 离心管中,做标记②,冰盒中保存。

(二)高速离心分离线粒体

1. 将"低速离心分离细胞核"的第 4 步中装有上清液的高速离心管,从冰盒中取出,配平后,以 10 000r/min 离心 5min,弃上清,留取沉淀物。若沉淀表面有一浅色疏松层(主要是损伤和肿胀的线粒体),则应小心避免连同上清液一同吸弃。

2. 加入半管匀浆液,盖紧管盖,用力震荡,直至混合均匀。轻轻打开管盖,加入匀浆液至 1.5ml,用吸管吹打成悬液,以 10 000r/min 离心 5min。将 1ml 左右上清吸入另一 1.5ml 离心管中,做标记③;向沉淀加入 0.3ml 匀浆液重悬,用吸管用力吹打成悬液,做标记④。

（三）染色与分析

1. 取 4 片载玻片,磨砂部分分别写上①②③④,用 4 支干净吸管将之前所保存的①②③④离心管中液体在对应载玻片上各滴 1 滴,同时各加中性红-詹纳斯绿 B 染液 1 滴,盖上盖玻片,染色 3min 后即可观察。

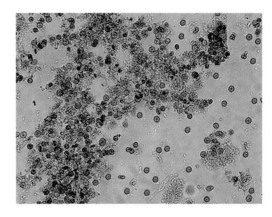

2. 细胞核用低倍镜就很容易观察到,线粒体则必须用高倍镜观察。观察线粒体时需不断来回旋转显微镜的细准焦螺旋,使聚焦平面不断变化,随着调动有忽明忽暗的亮度变化,或者颜色在亮绿和墨绿之间变化的颗粒状结构即为线粒体。

显微镜下观察①②③④四张涂片,注意涂片中可见到哪些成分,比较各张涂片中细胞核、细胞膜碎片及线粒体的颜色、多寡、纯度和分布状态等(图 9-1~图 9-3)。

图 9-1　涂片①形态特征(高倍镜)

涂片①:未经离心的匀浆液,包含细胞核、细胞碎片和线粒体

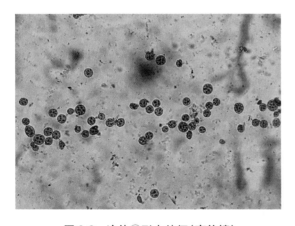

图 9-2　涂片②形态特征(高倍镜)

涂片②:经过两次低速离心后的沉淀,主要包含细胞核

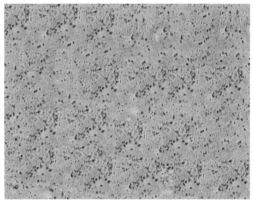

图 9-3　涂片④形态特征(高倍镜)

涂片④:经过两次高速离心后的沉淀,主要包含线粒体

实验总流程图见图 9-4。

五、作业与思考题

分别比较涂片①和涂片②、涂片③和涂片④之间的差别,分级分离的细胞核、线粒体纯度如何,围绕结果进行讨论,并说明原因。若实际结果和预期结果不一致,分析其原因。

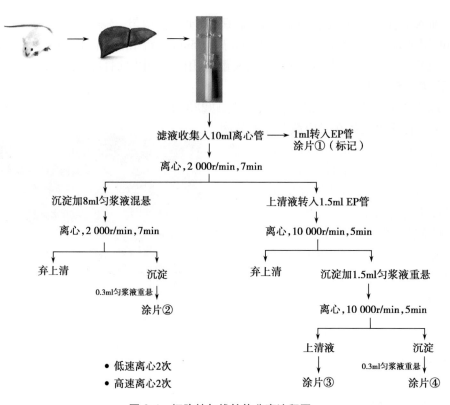

图 9-4　细胞核与线粒体分离流程图

六、试剂配制与存放

匀浆液　称取蔗糖 85.5g,氯化钙 0.33g,蒸馏水溶解并定容至 1 000ml。4℃冰箱保存。

（焦　铭）

实验十　微丝玻片标本的制备与观察

一、实验目的

1. 熟悉光镜下细胞骨架微丝的基本形态。
2. 掌握考马斯亮蓝 R250 染色细胞骨架的原理和方法。
3. 了解细胞骨架标本的制备方法。

二、实验原理

微丝(microfilament,直径 5~7nm)又称肌动蛋白丝(actin filament),是由肌动蛋白(actin)组成的细丝,普遍存在于真核细胞中,在肌肉细胞中,肌动蛋白占细胞总蛋白的 10%,在非肌肉细胞中占 1%~5%。它以束状、网状或散在等多种方式有序地存在于细胞质的特定空间位置上,并由此与微管(microtubule,直径 20~25nm)和中间纤维(intermediate filament,直径约10nm)共同构成细胞骨架,参与细胞形态维持以及细胞运动等重要生理功能。

微丝一般是不稳定的,但细胞内由微丝聚集成的应力纤维可被染色后观察。微丝玻片标本的制备常用去垢剂 1% Triton X-100(聚乙二醇辛基苯基醚,一种非离子型表面活性剂)处理细胞,可将细胞的全部脂质(膜结构)和 95% 以上的可溶性蛋白抽提掉,剩下细胞骨架系统的蛋白,经戊二醛固定,再用蛋白染料考马斯亮蓝 R250 染色,即可非特异显示细胞骨架结构。微管对低温(冷冻)、高压等物理因素及化学因素敏感,不够稳定,其他类型纤维太细,光镜下无法分辨,因此,光学显微镜下只能主要观察到由微丝组成的应力纤维。

目前,观察细胞骨架的主要手段,除光镜外,还有电镜、间接免疫荧光技术以及细胞化学技术等。

三、实验器材与用品

1. **样本** 洋葱鳞茎内表皮、海拉细胞(HeLa cell)。

2. **试剂** 0.2% 考马斯亮蓝 R250、M-缓冲液、6mmol/L 磷酸盐缓冲液(PBS)、1% Triton X-100、3% 戊二醛、0.90% 生理盐水、50% 乙醇溶液、70% 乙醇溶液、95% 乙醇溶液、正丁醇、二甲苯。

3. **器材** 恒温箱、普通光学显微镜、培养皿(直径 30mm,动物细胞用)、50ml 烧杯、眼科镊、小剪刀、载玻片、盖玻片、胶头吸管、吸水纸、擦镜纸。

四、实验步骤与方法

(一)植物细胞微丝玻片标本的制备与观察

1. **取材** 切开洋葱鳞茎,撕取洋葱鳞茎内表皮若干片($1\sim2cm^2$),用镊子小心将内表皮展开,移入盛有 6mmol/L PBS(pH=6.8)的 50ml 烧杯中 2~3min,待其下沉,确保表皮完全浸没于 PBS 中。

2. **抽提** 小心吸弃 PBS,加入 5ml 1% Triton X-100,置 37℃ 恒温箱中处理 20~30min。随后吸弃 Triton X-100,用 5ml M-缓冲液充分冲洗 2~3 次,每次 3min。用 1% TritonX-100 抽提杂蛋白前要做预实验,TritonX-100 处理时间应足够,处理后洗涤应充分,否则胞内会存在膜泡状结构或其他杂蛋白,干扰微丝染色及观察,尽量保证各步处理的时间和方法一致。TritonX-100 处理后各步操作应轻柔,避免容器剧烈震荡及吸管吹打过猛引起骨架蛋白束断裂。

3. **固定** 小心吸弃 M-缓冲液,加入 5ml 3% 戊二醛固定 15~30min。

4. **洗涤** 小心吸弃固定液,加入 PBS 洗涤 3 次,每次 3~5min。吸弃 PBS,残留液体可用滤纸吸去。

5. **染色** 滴加 10 滴 0.2% 考马斯亮蓝 R250 染色 10~20min。小心吸弃染液,用生理盐水轻轻冲洗 2~3 次,每次 2min,降低背景色。

6. **制片** 将标本置于滴有 1~2 滴生理盐水的载玻片上,加盖玻片,在光学显微镜下观察。若观察效果较好,可依次用 50% 乙醇溶液、70% 乙醇溶液、95% 乙醇溶液、正丁醇、二甲苯处理样品,各 5min。然后将样品平展于载玻片上,加 1 滴中性树胶,盖上盖玻片封片,制成永久切片。

光学显微镜下洋葱内表皮细胞的轮廓清晰可见(图 10-1),细胞壁及其分界明显。低倍镜下,可粗略观察到细胞内被 R250 染成蓝色的纤维蛋白(微丝束)及团块结构。同一细胞

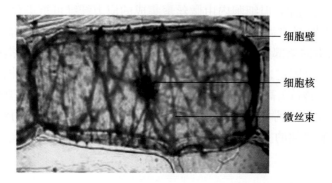

图 10-1　光学显微镜下洋葱鳞茎内表皮细胞骨架图（高倍镜）

内各处微丝的密集度不同,细胞核区域的纤维相对密集,蓝色浓重,甚至分辨不出网络结构,细胞壁区域则有零星蓝色纤维分布;相邻细胞的密集度基本一致,但有少数细胞有较大不同。高倍镜下,可清楚观察到由线性纤维交织形成的蓝色网状结构,纤维间的结合点稍膨大。细胞边缘微丝较稀疏,但可见由与细胞壁走向相同的纤维形成的质膜的轮廓,并与细胞内部的纤维通过纵向的纤维相连。相邻细胞间有纤维穿过细胞壁,调节显微镜焦距可观察到细胞不同横切面的网络结构的变化,表明细胞骨架以三维立体结构的形式分布在整个细胞内。

（二）动物细胞微丝玻片标本的制备与观察

1. **取材**　实验前一天将 4×10^5 个海拉（Hela）细胞接种到内置有一块盖玻片的 30mm 培养皿中,无需细胞长至致密即可使用,但动物细胞应充分贴壁铺展,此时细胞应力纤维较多;否则,细胞应力纤维较少,甚至部分消失,影响观察效果。实验时,取出盖玻片细胞面朝上放置于另一培养皿中,用 6mmol/L PBS（pH=6.8）轻轻冲洗 2~3 次。

2. **抽提**　小心吸弃 PBS,加入 3ml 1% Triton X-100,置 37℃恒温箱中处理 20~30min。随后吸弃 Triton X-100,快速用 M-缓冲液充分冲洗 3 次,每次 3min。

3. **固定**　小心吸弃 M-缓冲液,加入 3ml 3% 戊二醛固定 10~15min。

4. **洗涤**　弃去固定液,用 PBS 洗 3 次,每次 3min,滤纸吸去残留液体。

5. **染色**　0.2% 考马斯亮蓝 R250 染色 10~20min。小心吸弃染液,用生理盐水轻轻冲洗 2~3 次,降低背景色,在空气中自然晾干。

6. **制片**　将样品置于滴有 1~2 滴生理盐水的载玻片上,加盖玻片,在倒置显微镜下观察。低倍镜下,动物细胞形态并不清晰,只有细胞轮廓,细胞中充满深蓝色的纤维束,粗细不等,沿细胞的纵轴分布,即微丝聚集成的应力纤维。转换成高倍镜或油镜继续观察。

五、作业与思考题

1. 绘制所观察到的洋葱细胞微丝图。

2. 说明在实验中 1% Triton X-100、戊二醛、M-缓冲液以及考马斯亮蓝 R250 等 4 种试剂的作用。

3. 根据个人制片观察结果,对实验成功或失败的原因进行讨论。

六、试剂配制与存放

1. **0.2% 考马斯亮蓝 R250 染液**　称取考马斯亮蓝 R250 0.2g，加入甲醇 46.5ml，冰醋酸 7ml 和蒸馏水 46.5ml，溶液可在 4℃冰箱存放 6 个月。

2. **6mmol/L PBS**
A 液：$NaH_2PO_4 \cdot 2H_2O$　　936mg/1 000ml 蒸馏水
B 液：$Na_2HPO_4 \cdot 12H_2O$　2 148mg/1 000ml 蒸馏水
工作液：A 液 68.5ml+B 液 31.5ml（用 $NaHCO_3$ 调至 pH=6.8 灭菌后 4℃冰箱保存）

3. **M 缓 冲 液（pH=7.2）**　称 取 咪 唑 3.40g、KCl 3.7g、$MgCl_2 \cdot 6H_2O$ 101.65mg、EGTA〔乙二醇双（2-氨基乙醚）四乙酸〕380.35mg、EDTA（乙二胺四乙酸）29.22mg，量取巯基乙醇（mercapto-ethanol）0.07ml、甘油 292ml，加蒸馏水至 1 000ml，用 1mol/L 盐酸（HCl）溶液调至 pH=7.2。若一周内使用，4℃冰箱保存；若长期使用，−20℃冰箱保存。

4. **1% Triton X-100**　Triton X-100 1ml，加入 M 缓冲液 99ml，4℃冰箱保存。

5. **3% 戊二醇**　5% 戊二醇 12ml，加入 6mmol/L PBS 88ml，4℃冰箱保存。

6. **0.90% 生理盐水**　参见实验三"试剂配制与存放"。

（晏　彪）

实验十一　细胞中微管的免疫荧光染色与形态观察

一、实验目的

1. 掌握微管骨架纤维基本形态结构及分布。
2. 熟悉间接免疫荧光染色技术的操作过程。
3. 了解微管免疫荧光染色的原理。

二、实验原理

微管是细胞骨架的重要组成部分，是由微管蛋白（tubulin）聚合形成的中空圆柱状结构。微管具有明显的极性，一端称为正端，另一端称为负端，正端通常较为稳定，而负端则具有较高的动态性。微管的功能非常多样，它不仅是维持细胞形态结构的关键元素，还参与细胞内的物质运输、信号转导和细胞分裂。微管在细胞分裂过程中特别重要，它构成纺锤体，促进染色体的分离，并参与细胞内其他结构的形成，如基粒、中心粒、轴突、神经管、纤毛和鞭毛等。

观察微管可用电镜和免疫细胞化学技术，其中较常用的有间接免疫荧光法。本实验中，先用抗微管蛋白的抗体（一抗）与体外培养细胞进行孵育，该抗体可特异性识别结合细胞内的微管蛋白；然后用荧光标记的抗体（二抗）与一抗孵育结合，从而间接地使微管被标记，在荧光显微镜下显示出细胞中微管的形态和分布。

三、实验器材与用品

1. **样本**　小鼠成纤维细胞 3T3。
2. **试剂**　75% 医用酒精、0.074% PBS、甲醇、1% Triton X-100、兔抗人微管蛋白抗体（一

抗)、罗丹明、羊抗兔抗体（二抗）、DAPI 染液、牛血清白蛋白（bovine serum albumin，BSA）溶液。

3. **器材**　荧光显微镜、100μl 微量移液器、染色缸、湿盒、小平皿、眼科镊、吸管、载玻片、吸水纸。

四、实验步骤与方法

（一）免疫荧光染色与形态观察

1. 将培养的 3T3 细胞接种在盖玻片上，24~48h 后生长为单层。

2. 取出细胞盖片（注意辨别细胞面），细胞面向上，置于小平皿中，用 PBS 漂洗 3 次。

3. 滴加预温的 1% Trion X-100 溶液，室温孵育 30min 用 PBS 漂洗 3 次。TrionX-100 是非离子型去污剂，可增加细胞膜的通透性，使抗体容易进入细胞，同时抽提部分杂蛋白，使胞质背景清晰。

4. 滴加 100% 甲醇于室温下固定 30min，用 PBS 漂洗 3 次，每次 5min。

5. 用微量移液器吸取稀释的一抗（1∶500）滴加在细胞上（40μl／片），连同小平皿一起放入湿盒内，37℃孵育 1~2h 或 4℃孵育过夜。

6. 取出细胞盖片，用 PBS 漂洗 3 次，每次 5min。

7. 用微量移液器吸取稀释的二抗（1∶400）滴加在细胞上（40μl／片），连同小平皿一起放入湿盒内，37℃孵育 1~2h，用 PBS 漂洗 3 次，每次 5min。

8. 滴加 DAPI 染液，避光染色 5min，用 PBS 漂洗 3 次，每次 5min。

9. 将细胞盖片的细胞面向下，倒扣在载玻片中央，用吸水纸吸去多余液体，于荧光显微镜下进行观察（图 11-1）。

注：可设置对照组，对照组细胞以 BSA 代替抗体，其余与上述各步骤相同。

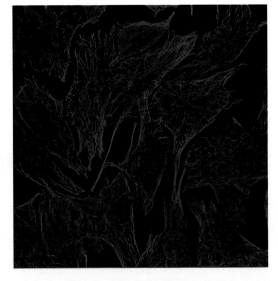

图 11-1　3T3 细胞中微管的荧光染色

（二）注意事项

1. 细胞的漂洗要充分，可避免本底过高；动作要轻柔，并注意辨别细胞面，以防细胞脱片；漂洗后应用滤纸靠在盖片边缘处，吸去水分（但不要让其在空气中干燥），以免稀释下一步的抗体或试剂，以得到清晰的荧光图像。

2. 应提前进行预实验，确定一抗及二抗的最佳稀释比例，以特异性反应的荧光最强，而非特异性染色阴性为佳。

3. 使用 37℃的孵育温度可增强抗原抗体反应，但应在湿盒中进行，防止细胞干燥导致实验失败。

4. 细胞染色后应立即观察，以免时间过长导致荧光减弱。

五、作业与思考题

1. 为什么说微管是细胞内一种动态结构？
2. 利用内质网的特异性抗体标记细胞内的内质网,在荧光显微镜下显示内质网在细胞质中呈现较均匀的分布,而在进行有丝分裂的细胞中这种分布消失。请回答：
（1）你推测内质网这种分布与细胞内的什么结构有关？ 如何用实验来证明？
（2）你认为这种组织方式有什么意义？

六、试剂配制与存放

PBS　称取 NaCl 8g,KCl 0.2g,$Na_2HPO_4 \cdot 12H_2O$ 3.63g,KH_2PO_4 0.24g,蒸馏水溶解并定容至 1 000ml,调节溶液 pH 至 7.2~7.4,4℃冰箱保存。

（焦　铭）

实验十二　小鼠骨髓细胞染色体标本的制备与观察

一、实验目的

1. 掌握小鼠骨髓细胞染色体标本的制备方法。
2. 熟悉小鼠染色体形态与数目特征。
3. 了解小鼠染色体核型。
4. 了解秋水仙素对细胞增殖的作用。

二、实验原理

动物骨髓细胞具有数量多且分裂旺盛的特点,可直接利用其制备染色体标本,此方法具有方便快捷、无须体外培养和操作无菌的优点,且可真实地反映机体所受环境因素的影响,常用于环境中致畸、致突变、致癌因子的检测和小型动物染色体的研究。

动物骨髓中有大量处于有丝分裂期的细胞,用秋水仙素（colchicine）处理后,可通过干扰微管组装而抑制分裂细胞纺锤丝的形成,使细胞不能顺利进入后期而停滞于中期,从而在短期内积累大量处于分裂中期的细胞。此外,秋水仙素还能使染色单体缩短、分开,使染色体呈现明显形态而利于辨认。

染色体标本的制备要经过低渗、固定、滴片等操作。在标本上可见到处于分裂间期的细胞核,以及每个分裂细胞的染色体相对集中地在玻片标本上分布而形成的分裂象,染色后光镜下清晰可见。

三、实验器材与用品

1. **材料**　6~8 周龄小鼠。
2. **试剂**　200μg/ml 秋水仙素、0.90% 生理盐水、0.075mol/L KCl 低渗液、1% 柠檬酸钠溶液、卡诺氏液（Carnoy's solution）、吉姆萨染液、镜头清洗液、香柏油。
3. **器材**　普通光学显微镜、低速离心机、解剖盘、手术剪、手术镊、5ml 注射器、恒温水浴锅、普通天平、50ml 量筒、试管架、10ml 刻度离心管、吸管、医用纱布、冰冻载玻片、酒精灯、香柏油、擦镜纸。

四、实验步骤与方法

(一) 小鼠骨髓细胞染色体标本的制备

1. **注射秋水仙素**　选择 6~8 周龄的健康小鼠,实验前 2~3h 先给小鼠腹腔注射有丝分裂抑制剂秋水仙素。秋水仙素的注射量为每克体重 1μg 秋水仙素,如果用量过大,染色体过度收缩,可至染色单体离散;用量过小则影响分裂象的数量。

2. **取股骨**　每组(2 人)领取小鼠 1 只,用颈椎脱臼法处死小鼠,用剪刀从背侧腰骶部剪开皮肤,然后向左右分别剪开两后腿皮肤,暴露后肢肌肉,确定股骨位置,剪去附在股骨上的肌肉,暴露出股骨及其两端相连的关节,取出完整的股骨(注意保留两端的关节),用纱布擦净股骨上的肌肉、肌腱。

3. **收集骨髓细胞**　在股骨两端关节处剪去少量骨质,暴露骨髓腔(注意不能剪掉太多,以防骨髓细胞过多丢失),在股骨两端扎孔。用镊子夹住股骨,伸入 10ml 刻度离心管,用注射器吸取生理盐水,将针头从股骨一端插入骨髓腔,冲洗腔内骨髓至离心管中,可两端反复冲洗至股骨变白为止,1 根股骨可用 5~8ml 生理盐水冲洗。将离心管平衡后,以 1 500r/min 离心 5min,用吸管吸弃上清液。

4. **低渗处理**　轻轻振动离心管,将预温至 37℃的低渗液(0.075mol/L KCl 低渗液与 1% 柠檬酸钠等量混合)加入离心管中至 8ml,用吸管轻轻吹打混匀。把离心管置于 37℃恒温水浴锅中,保温 20min 取出,然后将吸管伸入管底部加入 1ml 新配制的卡诺氏液以终止低渗,用吸管吹打混匀。将离心管平衡后,放入离心机中,以 1 200r/min 离心 8min,用吸管吸弃上清液。低渗处理可使细胞膨胀,细胞内的染色体更好分散。

5. **固定**　轻轻振动离心管,加入固定液 6ml,用吸管吹打混匀,室温静置 15min,平衡后以 1 200r/min 离心 8min,用吸管吸弃上清液。

6. **再固定**　再重复固定一次,方法同 “5. 固定”。

卡诺氏固定液中冰醋酸渗透力强,固定迅速,但易使组织膨胀;而甲醇则可使组织收缩,两者混合使用能抵消各自的缺点,得到较好的固定效果。固定可起到多方面的作用:①固定可使细胞质内的蛋白质变性,使细胞中水解酶失活;使染色体上的蛋白质变性,从而稳定染色体的形状;②破坏细胞的膜结构,解除膜成分对染色体的束缚;③有脱水作用,使标本保存更长久。

7. **制备细胞悬液**　加入相当于沉淀细胞团约 5 倍量的固定液,用吸管轻轻吹打混匀,制成密度均匀的细胞悬液。

8. **滴片**　取洁净湿冷的载玻片(通过冷热交替改变细胞膜表面张力,使细胞膜破裂),用吸管吸取少许细胞悬液,于载玻片上方 20~40cm(有助于染色体的分散)滴 1~2 滴于载玻片上(不要重叠)。然后在酒精灯内焰上快速过火 7~9 次,使染色体热胀铺展,干燥后染色体能牢牢地附着在载玻片上。用铅笔在玻片磨砂一端写上姓名或标记。

9. **染色**　在玻片标本上滴数滴吉姆萨染液并迅速铺匀,或将玻片标本浸入盛有吉姆萨染液的染色缸中,染色 10~15min,用自来水缓缓冲洗干净,室温下晾干。

（二）小鼠骨髓细胞染色体观察

将制备好的玻片标本细胞面朝上,置于低倍镜下观察,可见大小不等的圆形间期细胞核和染色体相对集中分布的分裂象(图12-1)。分裂象中染色体呈棒状,因染色体分散程度不同,分裂象分布区域有大、有小。选择染色体形态及分散较好的中期分裂象,移至视野中央,然后转换高倍镜、油镜观察。

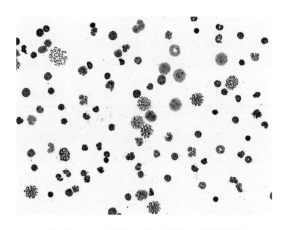

1. **染色体玻片标本质量评价**　将染色体玻片标本放在显微镜下观察,整个玻片标本上就只有分裂象与细胞核。首先用低倍镜浏览整个玻片标本,看看细胞密度是否合适和均匀,分裂象的大致比例,背景是否干

图 12-1　小鼠染色体玻片标本(低倍镜)

净清晰。然后在高倍镜和油镜下观察,染色体分散状态如何,染色体数目是否完整,染色体的染色程度如何,形态是否清晰。

2. **染色体形态特征观察**　小鼠染色体都为端着丝粒染色体,但由于在分裂期中所处时间不同和染色体螺旋程度的差异,在不同的分裂象中染色体形态是多变的(图12-2),表现为染色体凝缩程度、姐妹染色单体间夹角大小和染色体弯曲形态的不同,常见的有"V"形、"U"形和"一"形。

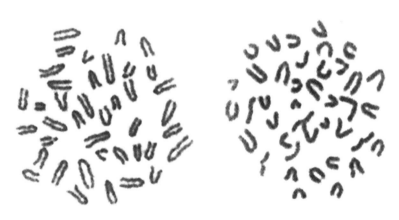

图 12-2　小鼠染色体的形态(油镜)

3. **染色体计数**　选择染色体形态典型、分散良好、数目完整的分裂象进行染色体计数,计数方法为分区计数法,即根据染色体自然分布情况,将一个分裂象划分几个区域,然后数出各区域的染色体实际数目,最后加在一起,就是该细胞染色体的总数。不同分裂象中的染色体计数可能会有差异,最终确定染色体数目时,不能以平均数表示,而要以计数频数最高的数目作为该物种的染色体数目。计数数据越离散,需要计数的分裂象就越多。计数10~20个分裂象,确认小鼠染色体数目。

五、作业与思考题

1. 哪些生物材料可用作制备染色体标本？其基本特性是什么？
2. 分析制备染色体玻片标本失误的原因,填写表 12-1。

表 12-1　制备染色体玻片标本失误的原因

制备染色体玻片标本失误的现象	可能的原因
细胞多,中期分裂象很少,染色体形态正常	
细胞多,中期分裂象很少,染色体过于短小	
细胞及中期分裂象均较多,染色体过于短小	
细胞及中期分裂象均较少	
细胞密度不均匀	
染色体分散不好,多重叠在一起	
染色体分散范围过大,不集中呈圆盘状	
染色体边缘发毛,结构不清晰	
染色体呈蓝色,而不是易于观察的玫瑰红色	

六、试剂配制与存放

1. **秋水仙素溶液**（200μg/ml）　称取秋水仙素（colchicine）10mg,溶于 50ml 双蒸水配制的生理盐水中,得 200μg/ml 的溶液。小瓶分装,高压灭菌,4℃冰箱保存。

2. **低渗液**（KCl-柠檬酸钠溶液）　称取 KCl 5.59g,蒸馏水溶解并定容至 1 000ml,得 0.075mol/L KCl 溶液;称取二水合柠檬酸钠（$C_6H_5Na_3O_7 \cdot 2H_2O$）10g,蒸馏水溶解并定容至 1 000ml,得 1% 柠檬酸钠溶液;使用时两溶液等体积混合。

3. **卡诺氏液**　根据需要量,按 3:1 的比例分别量取甲醇（CH_3OH）和冰醋酸（CH_3COOH）,混合即成,现用现配。

4. **吉姆萨染液**　参见实验三"试剂配制与存放"。

5. **镜头清洗液**　参见实验一"试剂配制与存放"。

6. **0.90% 生理盐水**　参见实验三"试剂配制与存放"。

（马　萍）

实验十三　细胞有丝分裂的观察

一、实验目的

1. 掌握真核细胞有丝分裂过程及各时期的形态特征。
2. 掌握动、植物细胞有丝分裂过程的异同。

二、实验原理

有丝分裂（mitosis）,也称间接分裂,是高等真核生物细胞分裂的主要方式。有丝分裂过程中,细胞通过形成有丝分裂器(mitosis apparatus),将遗传物质平均地分配给两个子细胞,保持细胞在遗传上的稳定性。细胞进行有丝分裂具有周期性,细胞从上次分裂结束,到下次分裂结束所经历的过程称为细胞周期。一个完整的细胞周期包括两个阶段:分裂间期(interphase)和有丝分裂期(mitotic phase)。分裂间期主要是为分裂期进行活跃的物质准备,完成 DNA 的复制和有关蛋白质的合成;分裂期则完成一个细胞分裂成两个细胞,并将间期合成的物质分配到两个子细胞的过程。分裂期细胞具有显著的形态学变化,根据形态学特征,可将有丝分裂人为地划分为前期(prophase)、中期(metaphase)、后期(anaphase)和末期(telophase)四个时期。

三、实验器材与用品

1. **标本** 洋葱根尖、洋葱根尖纵切片标本、马蛔虫子宫横切片标本。
2. **试剂** 0.5% 甲基紫染液、卡诺氏液、70% 乙醇溶液、10% 盐酸溶液、蒸馏水。
3. **器材** 普通光学显微镜、擦镜纸。

四、实验步骤与方法

(一) 洋葱根尖切片的制备(压片法)

1. 取培养好的洋葱,用刀片切取 0.2~0.5cm 根尖,浸泡于卡诺氏液中,2h 后取出,放入70% 乙醇溶液。

2. 取出固定完成的洋葱根尖,用蒸馏水漂洗后,放入装有 10% 盐酸溶液的培养皿中,处理 8~10min,至洋葱根尖变为透明为止。

3. 取出洋葱根尖,用蒸馏水冲洗干净解离液(10% 盐酸溶液)。(注:清除 HCl 溶液要充分,但动作要求轻柔,防止外力破坏标本)。

4. 用吸水纸吸干多余水分,将洋葱根尖放置在洁净的载玻片上,用镊子压碎,随后用0.5% 甲基紫染液染色 5~8min。

5. 用吸管吸水冲洗标本,吸去多余染液,盖上盖玻片,拇指垂直下压标本,将根尖压制成薄而均匀的形态,镜下观察。

(二) 植物细胞有丝分裂的观察

取洋葱根尖纵切片标本,在低倍镜下找到根尖较前端的生长点(图 13-1 左)。该处细胞分裂旺盛,大多数处于不同分裂时期,细胞核比较大,排列紧密,染色较深,近似正方形。选择分裂细胞较多的部位,移至视野中央(图 13-1 右),转换高倍镜,观察处于不同分裂时期的细胞(图 13-2)。

1. **间期** 在有丝分裂间期,染色质没有高度螺旋化形成染色体,而是以染色质的形式进行 DNA 单链复制。镜下观察细胞核形态完整,染色质分布较均匀,由于染色质易与碱性染料结合,细胞核的颜色比细胞质深。

2. **前期** 细胞有丝分裂前期是指自分裂期开始到核膜解体为止的时期。核膨大,核膜变得不完整;染色质逐渐螺旋化变为丝状的染色线,其后染色线进一步缩短变粗,凝集形成棒状或杆状的染色体;核仁在前期的后半期渐渐消失。在前期末核膜解体,染色体散于细胞质中。

3. **中期** 中期是指从染色体排列到赤道板上,到它们的染色单体开始分向两极之前的时期。核膜完全崩解,染色体达到最大程度的凝集,并且排列于细胞中部的赤道面上,正面

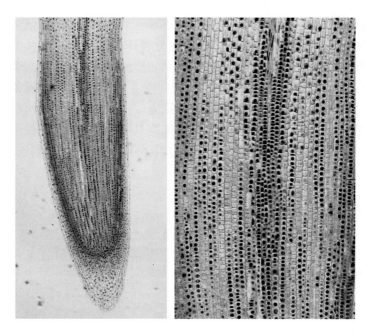

图 13-1　洋葱根尖纵切片在低倍镜下的图像（左：10×4,右：10×10）

观成一直线称赤道板；侧面观形似刷毛稀疏、长短不齐的试管刷；极面观,染色体分布呈菊花状。此时,染色体分布及形态最为典型,每条染色体都已纵裂为两条染色单体,由一个着丝粒相连,易于辨认,故大多利用处于中期的细胞观察染色体。

4. **后期**　后期是指每条染色体的两条姐妹染色单体分开并移向两极的时期。着丝粒纵裂为二,两条染色单体分开,形成两组子染色体,分别移向细胞两极。

5. **末期**　末期是指从子染色体到达两极开始,至形成两个子细胞为止的时期。此期的主要过程是子核的形成和细胞体的分裂。这一时期镜下观察子染色体停留在细胞两极,核膜、核仁出现,并集中形成子细胞核。对于植物细胞来说,在有丝分裂末期时在细胞的赤道板位置逐渐形成细胞板,并逐渐发展形成细胞壁,最终使母细胞分裂成两个子细胞(图 13-2)。

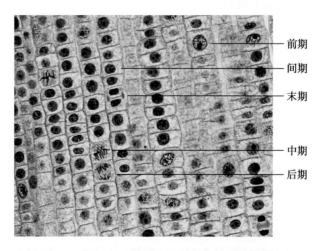

图 13-2　洋葱根尖生长点不同分裂阶段的细胞(高倍镜)

（三）动物细胞有丝分裂的观察

取马蛔虫子宫横切片标本，先在低倍镜下观察，可见马蛔虫子宫腔内有许多圆形的受精卵，处在不同的细胞时期（图 13-3 左）。马蛔虫受精卵细胞外周有一层卵壳，细胞与卵壳之间形成一定空间即围卵腔，细胞膜外与卵壳内附着有极体（图 13-3 右）。寻找处于有丝分裂分裂间期和其他不同时期的细胞，转换为高倍镜观察其形态变化（图 13-4）。

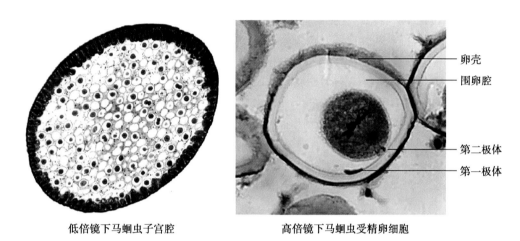

低倍镜下马蛔虫子宫腔　　　　　　　高倍镜下马蛔虫受精卵细胞

图 13-3　马蛔虫子宫腔及受精卵细胞结构示意图

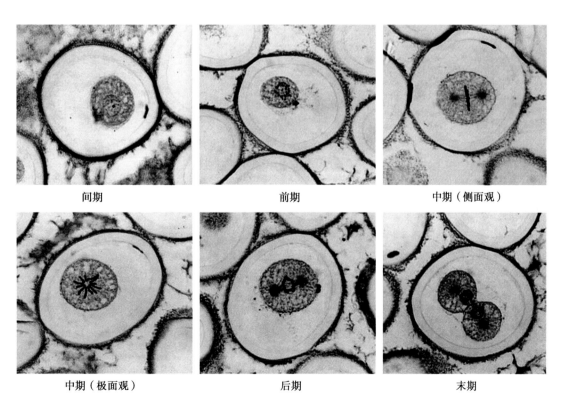

间期　　　　　　　　　　　前期　　　　　　　　　中期（侧面观）

中期（极面观）　　　　　　　后期　　　　　　　　　末期

图 13-4　马蛔虫受精卵有丝分裂各时期形态变化（高倍镜）

1. **间期**　细胞质中可见两个圆形的细胞核,一为雌原核,一为雄原核,雌、雄原核形态相似,光镜下无法区分。核内染色质分布均匀,核膜、核仁清楚,细胞核附近可见中心粒。

2. **前期**　雌、雄原核相互靠近,染色质逐渐浓缩变粗,核仁消失,核膜解体,染色体相互混合,中心体向细胞两极移动,纺锤体开始形成。

3. **中期**　染色体高度螺旋化,染色体聚集排列在细胞的中央形成赤道板。纺锤丝与染色体的着丝粒相连形成纺锤体,因纺锤丝不着色,在光学显微镜下不可见,但有时因纺锤丝会影响细胞质着色微粒的排列,可隐约见到纺锤丝分布位置。根据细胞切面的不同,马蛔虫卵细胞中期会出现侧面观和极面观两种典型形态,侧面观染色体排列在细胞中央,两极各有一个中心体,侧面观染色体排列图像形似轮辐条状;极面观的染色体平排于赤道面上,呈现"菊花状"形态。

4. **后期**　染色体着丝粒纵裂为二,姐妹染色单体在纺锤丝牵引下互相分开,各成为一组独立染色体移向细胞两极。

5. **末期**　分开后的两组染色体到达细胞的两极,纺锤体解体,染色体解螺旋化,逐渐变得松散细长,核仁、核膜重新出现。细胞分裂进入后期末或末期初,中部质膜周边的微丝收缩形成胞质收缩环,收缩环的不断缢缩使得细胞膜内陷形成分裂沟,最终完成胞质分裂,两个子细胞形成。

五、作业与思考题

1. 绘制洋葱根尖或马蛔虫受精卵有丝分裂各期图,说明各时期的特征。
2. 简述动、植物细胞有丝分裂有何不同?
3. 简述动物细胞在有丝分裂过程中哪些结构发生了显著而有规律的变化? 是什么规律?
4. 还可以用哪些动植物细胞标本进行细胞分裂活动观察?

六、试剂配制与存放

1. **0.5% 甲基紫染液**　取甲基紫 0.5g,加入 100ml 生理盐水中,溶解后加入冰醋酸 0.02ml。
2. **卡诺氏液**　参见实验十二"试剂配制与存放"。
3. **10% 盐酸溶液**　用量筒量取 119.24ml 37% 浓盐酸,缓慢倒入烧杯的蒸馏水中,定容至 500ml。

(张　弋)

实验十四　蝗虫精巢细胞减数分裂标本的制备与观察

一、实验目的

1. 掌握细胞减数分裂过程及各时期的特点。
2. 熟悉观察蝗虫精巢细胞减数分裂过程中染色体的动态变化,认识精母细胞减数分裂各个时期的特点。

二、实验原理

减数分裂(meiosis)发生于有性生殖细胞的成熟过程中。主要特征是 DNA 只复制一次,而细胞连续分裂两次,子代细胞中染色体数目比亲代细胞减少一半,形成单倍体的配子细胞。此外,减数分裂过程中包含的同源染色体配对、交换重组和非同源染色体的自由组合过程,在遗传多样性形成中起着重要的作用。

减数分裂的两次分裂过程分别称为减数第一次分裂(meiosis Ⅰ)及减数第二次分裂(meiosis Ⅱ)。减数第一次分裂是同源染色体通过联会进行片段交换后分离,完成染色体数目减半及遗传物质的重组。减数第一次分裂包括前期Ⅰ(prophaseⅠ)、中期Ⅰ(metaphaseⅠ)、后期Ⅰ(anaphaseⅠ)和末期Ⅰ(telophaseⅠ)。前期Ⅰ可细分为细线期(leptotene stage)、偶线期(zygotene stage)、粗线期(pachytene stage)、双线期(diplotene stage)和终变期(diakinesis)。减数第二次分裂与有丝分裂过程相似,结果是染色单体的分离。减数第二次分裂包括前期Ⅱ(prophaseⅡ)、中期Ⅱ(metaphaseⅡ)、后期Ⅱ(anaphaseⅡ)和末期Ⅱ(telophaseⅡ)。通过两次分裂最终形成 4 个单倍体细胞。本研究选用蝗虫精巢作为观察材料,是由于蝗虫的染色体数目相对较少(雄蝗虫 2n=23,雌蝗虫 2n=24),且染色体较大,易于观察,此外还可以观察精子的形成过程。

三、实验器材与用品

1. **材料**　蝗虫精巢的固定材料、蝗虫精巢切片标本。

2. **试剂**　0.70% 生理盐水、2% 柠檬酸钠缓冲液、0.1% 秋水仙素、0.075mol/L KCl 溶液、吉姆萨染液、卡诺氏液、60% 乙酸溶液、70% 乙醇溶液、改良苯酚品红染液。

3. **器材**　普通光学显微镜、擦镜纸、离心机、解剖刀、眼科剪、眼科镊、试管架、离心管、滴管、20ml 量杯、5ml 注射器、酒精灯、载玻片、盖玻片、小培养皿。

四、实验步骤与方法

(一) 蝗虫精巢生殖细胞减数分裂标本制备

1. 取繁殖季节成熟的雄蝗虫,剪去双翅,再由腹部背面剪开,可见贴在一起的一对橘黄色精巢,将精巢取出放在 0.70% 生理盐水中进行漂洗,随后将标本放入培养皿。

2. 向培养皿中加入卡诺氏液,剔去脂肪,剥离出曲细精管,室温下固定 24h 后,转入 70% 乙醇溶液备用。

3. 取 2~3 个已固定的精细管小段于载玻片上,加入 1~2 滴改良苯酚品红染液,染色 25~30min。

4. 将染色后的标本盖上盖玻片,吸水纸吸去多余染液,拇指挤压盖玻片,使精细管均匀分散开,随后镜下观察。

(二) 蝗虫精巢细胞减数第一次分裂的观察

取蝗虫精巢切片标本,先使用低倍镜观察,寻找好的分裂象,再转用高倍镜观察。分裂象的寻找标准是:能够将减数分裂的各个时期分辨清楚,特别是对前期Ⅰ的各时期能够独立辨认。减数第一次分裂分为前期Ⅰ、中期Ⅰ、后期Ⅰ和末期Ⅰ,各时期特征如下(图 14-1):

1. **前期Ⅰ**　减数分裂的前期Ⅰ时间很长,此时染色体逐步折叠、浓缩。同时出现非姐妹染色体的交换现象。根据细胞核及染色体的形态变化可将前期划分为五个时期,即细线期、偶线期、粗线期、双线期和终变期。

(1) 细线期:细胞核膨大,染色体呈细长的丝线状,螺旋卷曲分散在细胞核内,沿整条染

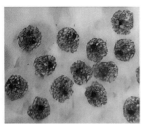
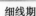
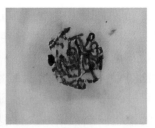
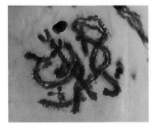
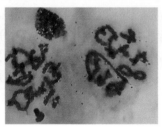
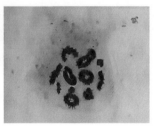

图 14-1　蝗虫精巢细胞减数第一次分裂前期各时期特征(高倍镜)

色体分布着念珠状的染色粒,在镜下染色较深,细胞核内核仁清晰可见。

(2) 偶线期:染色体进一步凝集,同源染色体彼此靠近,发生联会。在细线期末、偶线期初,染色体在细胞中的部位发生变化,染色体的一端聚集到核的一侧,另一端呈花束样的放射状,又称花束期。尽管此时染色体比细线期清楚,但染色体仍很细长,所以不能辨清染色体数目。

(3) 粗线期:染色体明显缩短变粗,同源染色体间发生片段交换及重组。每一粗线期的染色体具有两条并列的染色单体,成对的同源染色体含有四条染色单体,称为四分体,核仁附着于特定的染色体上,在视野中可以看到染色体上有一个颜色较深的小点。

(4) 双线期:染色体进一步缩短,配对的同源染色体开始分开,但是在一个或多个点上互相交叉而又保持在一起,形似麻花,该过程称为交叉。随着双线期的进行,交叉逐渐远离着丝粒,向染色体臂远端推移,数目逐渐减少,称为交叉端化。在此进程,二价体可呈现"V""8""X""O"等形状,可作为此时期的判断标志。

(5) 终变期:同源染色体进一步凝集,染色体交叉数减少,染色体浓缩得最短,染色体继续呈现各种如"O""8""X""V"形。核仁、核膜消失。此时进行染色体计数十分方便。

2. **中期I**　配对的染色体排列在赤道面上,同源染色体的着丝粒与细胞两端的纺锤丝相连。如果制的细胞是从极面压成的标本,则可看到同源染色体排列成环形。

3. **后期I**　同源染色体在纺锤丝的牵引作用下,分别向细胞两极移动。每个染色体有一着丝粒,牵引两条染色单体。

4. **末期I**　染色体移到两极后聚集在一起,并逐步解旋而恢复到染色质状态。每一极得到 n 条染色体,染色体数已减半。随后核仁、核膜重新出现,进行胞质分裂而形成两个子细胞(即次级精母细胞)。

(三) 蝗虫精巢减数第二次分裂的观察

经过一个短暂的间期后(无 DNA 合成),细胞进入减数第二次分裂,减数第二次分裂分为前期Ⅱ、中期Ⅱ、后期Ⅱ和末期Ⅱ。从形态上看第二次分裂的细胞体积较小。各时期特征如图 14-2 所示：

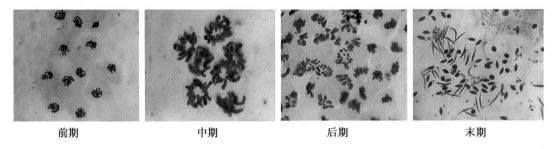

| 前期 | 中期 | 后期 | 末期 |

图 14-2　蝗虫精巢细胞减数第二次分裂各时期特征（高倍镜）

1. **前期Ⅱ**　间期Ⅱ与末期Ⅰ紧密相连，时间短暂。在形态上与末期Ⅰ相似。
2. **中期Ⅱ**　同一着丝粒连接的染色单体排列在赤道面上，形成赤道板。
3. **后期Ⅱ**　着丝粒分裂，两条姐妹染色单体分离，在纺锤丝的牵引下染色单体向细胞两极移动。
4. **末期Ⅱ**　染色体到达两极后，逐步解旋形成染色质，核仁、核膜重新出现。形成四个子细胞。细胞体积较小，形态与间期细胞类似。经过生长、发育、变态过程逐渐形成梭形的精子。

五、作业与思考题

1. 绘制蝗虫精母细胞减数第一次分裂各时期图，说明各时期的特征。
2. 比较减数分裂与有丝分裂的异同。

六、试剂配制与存放

1. **0.70% 生理盐水**　称取 NaCl 0.70g 溶于 80ml 蒸馏水，搅拌使其充分溶解，定容至 100ml，置于 4℃冰箱保存。
2. **吉姆萨染液**　参见实验三"试剂配制与存放"。
3. **卡诺氏液**　参见实验十二"试剂配制与存放"。
4. **0.1% 秋水仙素**　称取秋水仙素（colchicine）10mg，溶于 10ml 双蒸水配制的生理盐水中，得 0.1% 的溶液。小瓶分装，高压灭菌，4℃冰箱保存。
5. **0.075mol/L KCl 溶液**　称取 KCl 5.59g，蒸馏水溶解并定容至 1 000ml，得 0.075mol/L KCl 溶液。
6. **60% 乙酸溶液**　称取 600ml 冰乙酸溶解于 800ml 水中，加水定容至 1L 后过滤除菌。
7. **改良苯酚品红染液**　称取 3g 碱性品红溶于 100ml 的 70% 乙醇中制备 A 液；取 A 液 10ml，加入 90ml 的 5% 石炭酸（又称苯酚）水溶液制备 B 液；再取 B 液 55ml，加乙酸和福尔马林（甲醛水溶液）各 6ml 制备 C 液；最后，取 C 液 20~30ml，加 45% 的乙酸 70~80ml，再加山梨醇 1.8g，改良苯酚品红染液制备完成。

（张　弋）

第二部分　医学遗传学实验

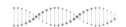

—— 实验十五　人体外周血淋巴细胞培养及染色体标本制备 ——

一、实验目的

1. 掌握人体染色体标本制备的方法。
2. 熟悉人体外周血淋巴细胞短期培养的方法。
3. 熟悉人体染色体标本制备的临床意义。

二、实验原理

　　染色体是遗传物质的载体,染色体检查则是判断染色体数目与结构畸变的"金标准",是诊断染色体病最重要的确诊依据。人体外周血淋巴细胞培养及其染色体标本制备是国内外研究染色体最常用的方法。该方法易于取材、操作简便、效果好,广泛应用于细胞遗传学研究及染色体疾病的临床诊断。

　　生理状态下,人体外周血淋巴细胞处于 G_0 期,是一种已成熟的暂不增殖的细胞,不能直接用于制备染色体标本。1960 年,Nowell 发现在植物血凝素(phytohemagglutinin,PHA)的刺激下,T 淋巴细胞可以转变为具有分裂能力的淋巴母细胞,重新进入细胞增殖周期。因而,外周血淋巴细胞在含有 PHA 的培养基中体外短期培养后,可以用于制备染色体标本。

　　制备染色体标本,必须要获得大量分散良好的中期分裂象。在细胞分裂峰值(旺盛期)加入适量的秋水仙素(colchicine),可以特异性抑制微管装配,阻止纺锤体的形成,使增殖细胞停滞在有丝分裂中期,此时的染色体形态最典型,最易于辨认和区分。再经过低渗液处理,使细胞体积胀大,集结重叠的染色体分散开来。之后用固定液保持染色体形态,并维持细胞在膨胀状态。接着以适宜浓度的细胞悬液滴片,使细胞质膜破裂,释放出染色体并相对集中地分布在玻片标本上。最后用碱性染料着色,在普通光学显微镜下即可看到清晰的染色体标本。制备好的染色体标本可进行染色体显带、姐妹染色单体交换分析、荧光原位杂交和其他后续实验。

三、实验器材与用品

1. **材料**　人体外周血。
2. **试剂**　RPMI-1640 培养液、小牛血清、植物血凝素、肝素钠、青霉素、链霉素、秋水仙素、0.075mol/L KCl 溶液、卡诺氏液、吉姆萨染液。

3. **器材**　医用采血针、医用无菌采血管(含抗凝剂)、医用止血胶管、酒精棉球、超净工作台、5ml 医用注射器、细胞培养箱、细胞培养瓶、10ml 刻度离心管、离心机、恒温水浴锅、吸管、冷湿载玻片、酒精灯、切片盒、试管架。

四、实验步骤与方法

(一) 细胞培养

实验开始前,必须对细胞培养所需的所有玻璃器皿、橡胶类制品、金属器材进行严格清洗、灭菌处理。

1. **采血**　酒精棉球消毒供血者手臂肘弯处皮肤,医用采血针采集静脉血于无菌、含肝素钠(12~30U/ml)的采血管中(采血量根据实验人数调整),采血后注意摇动采血管,注意肝素钠量不宜过大,以防发生凝血。

2. **接种**　取出装有 5ml 冻存淋巴细胞培养液(含 PHA)的培养瓶,室温解冻。在超净工作台内将采集的血液接种至培养液内,每瓶滴入全血 0.3~0.4ml,注意滴加时针头的倾斜度,轻轻摇匀。PHA 浓度过低无法有效刺激淋巴细胞增殖,而浓度过高会直接导致血细胞凝固。

3. **培养**　接种后培养瓶置于 37℃培养箱连续培养 72h,其间每隔 12h 旋转摇动 1 次,使沉于瓶底的细胞悬浮,充分利用培养液中的营养(摇动时勿让培养液接触瓶塞,以免污染),摇动前注意观察培养液是否清澈和颜色变化。接种 24h 后,若培养液清澈,颜色变化明显,在红色细胞沉积层表面可见白色细胞团,说明细胞生长良好。

4. **秋水仙素处理**　终止培养前 3h 左右,按终浓度 0.04μg/ml 的剂量加入秋水仙素,摇匀,置于 37℃培养箱继续培养。秋水仙素用量和作用时间要适度,作用时间过短,中期细胞比例较低;用量过大或作用时间过长,可使染色体过短和发生异常分裂现象,甚至染色体破碎,严重影响制片质量。

(二) 染色体玻片标本制备

1. **收集细胞**　终止培养,用吸管将培养物吹打均匀,转移至刻度离心管内,平衡后以 1 500r/min 离心 5min。离心后小心吸弃上清液,保留沉淀。为避免白细胞丢失,要求保留约 0.5ml 上清液(之后每次离心后,均需这样操作)。

2. **低渗处理**　轻轻敲击离心管底部,使底部细胞团散开。加入 37℃预温的低渗液(0.075mol/L　KCl 溶液)至 8ml 刻度处,用吸管轻轻吹打混匀,置于 37℃恒温水浴锅中温育 15min,使白细胞吸水膨胀,染色体分散,红细胞破裂。保温过程中,按甲醇∶冰醋酸 =3∶1 的比例一次性配制卡诺氏液。

3. **预固定**　温育结束后,取出离心管。将吸管伸入离心管底部,加入 1.5ml 新鲜配制的固定液以终止低渗,用吸管轻轻吹打混匀,将离心管平衡后,以 1 000r/min 离心 10min。离心后,轻轻取出离心管,用吸管吸弃上清液。

4. **固定**　轻轻振动离心管,加入固定液 6ml,用吸管轻轻吹打混匀,室温静置 10min,平衡后以 1 000r/min 离心 10min,用吸管轻轻吸弃上清液。

5. **再固定**　再重复固定一次,方法同 "4. 固定"。

6. **制备细胞悬液**　根据管中白色细胞量,加入相当于沉淀细胞团约 5 倍量的固定液,用吸管轻轻吹打混匀,调节合适细胞密度,制成均匀的细胞悬液(细胞悬液以调节至浅乳白色为最佳)。吹打时用力要尽量轻,幅度要尽量小,因为此时悬液量少而细胞密度大,用力太大或幅度过大,会造成细胞贴在离心管壁或吸管内,极易丢失。

7. **滴片** 取洁净预冷的载玻片(通过冷热交替改变细胞膜表面张力,使细胞膜破裂),注意辨认玻片正面(磨砂面),磨砂面向上。用吸管吸取细胞悬液,于载玻片上方 20~40cm 滴 1~2 滴于载玻片上(液滴之间不可重叠),迅速在酒精灯内焰或者火焰之上快速过火 8~9 次(保证玻片标本各部受热均匀),使染色体热胀铺展,干燥后能牢固地附着在玻片上。用铅笔在玻片磨砂一端做好标记。

若玻片标本制备后不直接用于观察,而要进行其他后续实验,则无须染色,可装盒,室温晾干后,冰箱冷藏备用。若要进行直接观察,则进行染色步骤。

8. **染色** 将玻片标本浸入盛有吉姆萨染液的染色缸中,或在玻片标本上滴吉姆萨染液数滴并迅速铺匀,染色约 10min,缓流自来水冲去染液,室温下晾干,镜检。

五、作业与思考题

1. 本实验中,细胞短期培养的目的是什么?
2. 请写出本实验中你认为影响结果的关键因素,并简述理由。

六、试剂配制与存放

1. **淋巴细胞培养液** 以配制 500ml 为例,试剂及用量列于表 15-1。

表 15-1 淋巴细胞培养液的配制(总量 500ml)

试剂	用量	终浓度
RPMI-1640 液体培养基 (含 L-谷氨酰胺和碳酸氢钠)	410ml	—
小牛血清	75ml	15%
植物血凝素(PHA)	100mg	200mg/L
肝素(1 000U/ml)	5ml	10U/ml
青霉素(10 000U/ml)	5ml	100U/ml
链霉素(10 000U/ml)	5ml	100U/ml

培养液按需配制,配制后存放于 4℃ 冰箱;若需长时间存放,需保存于 -20℃ 冰箱,切勿反复冻融,冻存期不宜超过 1 年。

2. **0.075mol/L KCl 溶液** 称取 KCl 5.587g,蒸馏水溶解并定容至 1 000ml,室温保存。

3. **秋水仙素** 称取 20mg 秋水仙素溶于 100ml 生理盐水中,配成 200μg/ml 的原液,分装小瓶,高压灭菌,-20℃ 冻存备用。临用时取上述贮存液用生理盐水稀释成 2μg/ml 使用液。

4. **卡诺氏液** 根据需要量,按 3∶1 的比例分别量取甲醇和冰醋酸,混合即成,现用现配。

5. **吉姆萨染液** 参见实验三“试剂配制与存放”。

(武 阳)

实验十六　人类正常非显带染色体核型分析

一、实验目的

1. 掌握人类正常非显带染色体的核型分析方法。
2. 熟悉人类正常非显带染色体的形态特征。

二、实验原理

正常人有 22 对常染色体以及 2 条性染色体（女性为 XX，男性为 XY）。1960 年，丹佛会议按长短顺序将人类常染色体编号 1~22，并根据区分难易程度将人类染色体分为 7 个组，即 A~G 组。根据着丝粒的位置，人类染色体归为三种类型：中央着丝粒染色体（metacentric chromosome），短臂和长臂长度大致等长；亚中央着丝粒染色体（submetacentric chromosome），可明显地区分短臂和长臂；近端着丝粒染色体（acrocentric chromosome），短臂极短而看起来不明显。除 Y 染色体外，近端着丝粒染色体短臂上均有 47S rDNA 重复，相应区域可能会形成次缢痕，从而可能会观察到随体。人类染色体分组、类型、相对长度、着丝粒位置等信息详见表 16-1。

表 16-1　人类分裂期染色体参考信息表

组	染色体	类型	相对长度[①]	CI[②]	组	染色体	类型	相对长度	CI
A	1	中央着丝粒	100	0.46	D	13	近端着丝粒	39	0.14
	2	亚中央着丝粒	94	0.37		14	近端着丝粒	34	0.15
	3	中央着丝粒	75	0.45		15	近端着丝粒	36	0.14
B	4	亚中央着丝粒	72	0.25	E	16	亚中央着丝粒	29	0.37
	5	亚中央着丝粒	67	0.25		17	亚中央着丝粒	27	0.28
C	6	亚中央着丝粒	64	0.35		18	亚中央着丝粒	25	0.24
	7	亚中央着丝粒	57	0.36	F	19	中央着丝粒	20	0.41
	8	亚中央着丝粒	51	0.32		20	中央着丝粒	18	0.41
	9	亚中央着丝粒	50	0.31	G	21	近端着丝粒	15	0.29
	10	亚中央着丝粒	48	0.28		22	近端着丝粒	14	0.30
	11	亚中央着丝粒	46	0.36		Y	近端着丝粒	18	0.22
	12	亚中央着丝粒	46	0.25					
	X	亚中央着丝粒	54	0.35					

注：①长度为相对于 1 号染色体的长度，取 1 号染色体的长度为 100。
②CI 为着丝粒指数，即短臂长度与整条染色体长度的比值。

非显带的染色体，根据长度及着丝粒位置，较容易分辨组别及 1~3 号染色体，不易对 B~G 组各组内染色体之间进行辨别，甚至难以匹配同源染色体。这是由于分裂期染色质凝缩的步调存在差异，染色体间的相对长度也会有变化。

三、实验器材与用品

1. **标本**   人类正常非显带染色体玻片标本。
2. **器材**   普通光学显微镜、香柏油、擦镜纸、镜头清洗液。

四、实验步骤与方法

(一) 寻找并拍摄中期分裂象

1. 在低倍镜下概览玻片标本,找到中期分裂象较为密集的区域,在此区域先选定一个分散较好、染色体较长的中期分裂象,调到视野中央,切换到高倍镜。低倍镜下,中期分裂象为分散的颗粒状染色体群(图 16-1a),间期细胞呈圆形。如中期分裂象过于稀疏或者看不到中期分裂象,则尽早换一张玻片标本进行观察。

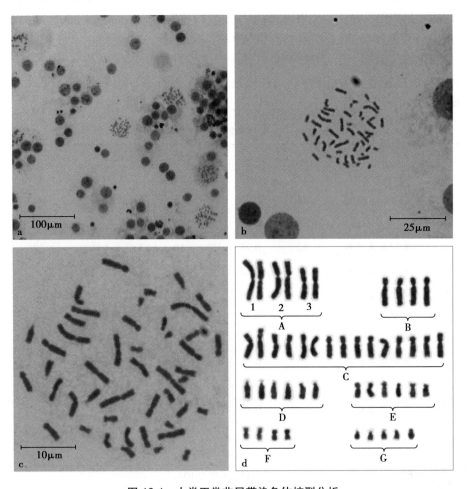

图 16-1   人类正常非显带染色体核型分析

a. 低倍镜下观察,视野中央的颗粒状染色体群为中期分裂象;b. 高倍镜下观察,确定染色体间是否有重叠,染色体数量是否为 46 条;c. 油镜下观察,能清楚地看到每条染色体;d. 核型分析,可鉴别 1~3 号染色体,可区分染色体组别。本例中 G 组染色体有五条,其中一条为 Y 染色体,据此判断该样本核型为 46,XY。

2. 在高倍镜下选择典型的中期分裂象进行观察(图 16-1b),看其是否便于进行核型分析,尽可能符合下列标准:①染色体数量完整,为 46 条;②染色体间无重叠;③姐妹染色单体并拢;④成像清晰,无杂质干扰,无染色体被遮挡。可在高倍镜下查验多个中期分裂象,找到符合标准的中期分裂象后,移到视野中央,转换到油镜。如未能找到合格的中期分裂象,则换一张玻片标本重新开始寻找。

3. 在油镜下拍摄合格的中期分裂象(图 16-1c),用于后续的核型分析。

(二) 使用计算机进行核型分析

1. 安装图片处理软件和文档编辑软件。

2. 运行文档编辑软件,新建一个空白演示文稿,并保持打开备用。

3. 运行图片处理软件,打开中期分裂象图片文件。

4. 在图片处理软件中,在图像上单击鼠标右键,在弹出菜单中选择"颜色",然后选择"亮度-对比度",调节亮度和对比度使图像视觉效果更好,点击"确定"保存调整效果。

5. 在图片处理软件中,在图像上单击鼠标右键,在弹出菜单中选择"工具",然后选择"选择工具",接着选择"自由选择",从而进入自由选区模式。

6. 在图片处理软件中,沿染色体边缘点击鼠标左键,使点击点与点之间的线段围绕染色体,绕一圈后左键点击起点完成选择,按 Ctrl+X 剪切染色体图像。

7. 转到文档编辑演示文稿界面,按 Ctrl+V 将染色体图像粘贴到演示文稿。

8. 在图片处理软件中,按 Shift+Ctrl+A 取消选区,则可进入下条的染色体的剪裁。重复第 6~7 步,直到裁出所有染色体。

9. 在文档编辑中,对染色体进行旋转、排序、分组等操作,完成核型分析(图 16-1d)。

五、作业与思考题

1. 找到一个合格的中期分裂象并拍照。

2. 对所拍中期分裂象进行核型分析,按组排列染色体并标注出核型。

3. 染色体核型分析在临床上有哪些应用价值?

六、试剂配制与存放

镜头清洗液:参见实验一"试剂配制与存放"。

(王　弘)

实验十七　人类染色体 G 显带标本制备与 G 带染色体识别

一、实验目的

1. 初步掌握人类染色体 G 显带技术和方法。

2. 熟悉人类 G 带染色体的带型特征。

二、实验原理

染色体是细胞内遗传信息的载体,可在细胞分裂期出现。骨髓、外周血、羊水及绒毛组织等均可作为人类染色体标本的细胞来源。其中最简便的是抽取少量的外周静脉血,经过体外短暂培养后,用秋水仙素(colchicine)阻断分裂细胞纺锤体的形成,使细胞停留在分裂中期(此时染色体形态最典型),再经过低渗、固定及滴片等步骤,得到大量处于中间分裂象的染色体标本,用于核型分析。由于外周血淋巴细胞几乎处于休止期(G_0期),因而需要在培养过程中加入植物血凝素(phytohemagglutinin,PHA),用来激活淋巴母细胞,使其重新开始进行有丝分裂。

人们将利用各种不同方法和染料处理染色体标本后,使每条染色体上出现明暗相间或深浅不同的带纹的技术称为显带技术(banding technique),如 G 带、Q 带、R 带、C 带、T 带和 N 带等。其中 G 带技术因其操作简便、重复性好、价格低廉、对设备要求低、带纹清晰且能长期保存等优势而被广泛应用。G 带技术得名于染色体被吉姆萨染色后显带。

人染色体标本经过胰蛋白酶、NaOH、柠檬酸盐(或尿素)等试剂处理后,再使用吉姆萨染液染色,可使每条染色体显示恒定、特异性的 G 带带纹。所以 G 显带后能够较为准确的识别每一条染色体,并能很容易发现染色体上较为细微的结构畸变。

三、实验器材与用品

1. **标本**　人染色体玻片标本(未经染色的白片)。
2. **试剂**　0.90% 生理盐水、0.125% 胰蛋白酶溶液、吉姆萨染液。
3. **器材**　普通光学显微镜、恒温恒湿培养箱、烤箱、水浴锅、染色缸、电吹风机、胶头吸管、擦镜纸、吸水纸、香柏油、镜头清洗液。

四、实验步骤与方法

(一) 染色体 G 显带

1. **老化**　将玻片标本于 37℃温箱中放置 3~4d 或者 70℃烤箱中烘烤 2h。老化处理是为了让染色体标本经得起胰酶的消化处理。
2. **胰酶消化**　吸取 2.5ml 2.5% 的胰蛋白酶原液,加生理盐水至 50ml,配制成 0.125% 的工作液,并调节 pH 至 7.0~7.2,然后置于 37℃水浴锅中预温。将已老化处理的玻片标本浸入胰蛋白酶工作液中消化 5~20s(可根据具体情况确定),来回轻轻晃动,使标本充分均匀消化。
3. **漂洗**　立即取出玻片,将其用生理盐水漂洗 2 次以终止胰蛋白酶的作用。
4. **染色**　将玻片用 37℃预温后的吉姆萨染色工作液染色 10~15min。
5. **冲片干燥**　用缓慢流动的自来水将染液冲洗干净。空气干燥或者电吹风机冷风吹干。
6. **镜检**　在显微镜下观察染色体玻片标本中分裂象的情况。分裂象是指一个分裂期细胞的染色体群。取玻片标本置于低倍镜下观察,选择分散良好且长度适中的分裂象转至高倍镜及油镜下进一步观察。若未见清晰的带纹,表明显带不足;若见染色体边缘出现模糊的现象,则为显带过度。若出现以上现象,则依据具体情况调整胰蛋白酶的处理时间,重新处理一张标本。

(二) 人类染色体 G 带核型分析

人类染色体 G 显带玻片标本可见其长轴上出现明暗交替或者深浅不一的恒定带纹(图 17-1)。

在描述染色体时,染色体臂近侧指靠近着丝粒一侧,远侧指染色体臂末端一侧。各类型染色体的形态特征如下:

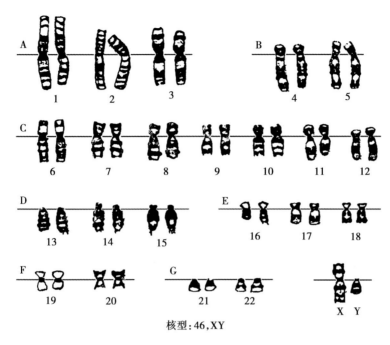

核型：46，XY

图 17-1　人类染色体正常带型示意图

中着丝粒染色体：着丝粒位于或靠近染色体中央（1/2~5/8），将染色体分为长短相近的两个臂，包括 1、3、16、19、20 号染色体（表 17-1）。

表 17-1　中着丝粒染色体带型特征

染色体编号	短臂主要带型特征	长臂主要带型特征
1	近侧段有 2 条深带，第 2 条深带稍宽，远侧段可显出 3~4 条浅染的深带。此臂分为 3 个区，近侧的第 1 深带为 1p21（1 号染色体短臂 2 区 1 带）；第 2 深带为 1p31	次缢痕紧贴着丝粒，染色深。其远侧为一宽的浅带，近中段与远侧段各有两条深带，中段第 2 深带染色较深，中段两条深带稍靠近。此臂分为 4 个区，次缢痕远侧的浅带为 1q21，中段第 2 深带为 1q31，远侧段第 1 深带为 1q41（1 号染色体长臂 4 区 1 带）
3	一般在近侧段可见 1 条较宽的深带（在处理较好的标本上，近侧段可见两条深带），远侧段可见两条深带，其中远侧近端部的 1 条较窄，且着色浅，这是识别 3 号染色体短臂的显著特征。此臂分 2 个区，中段浅带为 3p21	与短臂大致对称。一般在近侧段和远侧段各有一条较宽的深带，在处理好的标本上，近侧段的深带可分为 2 条深带，远侧段的深带可分为 3 条深带。此臂分为 2 个区，中段浅带为 3q21
16	中段有 1 条着色较浅的深带，在较好的标本上可见 2 条深带。此臂仅有 1 个区	近侧段和远侧段各有 1 条深带。有时远侧段 1 条不明显，次缢痕区着色深，此臂分 2 个区，中段深带为 16q21
19	着丝粒周围为深带，其他部位为浅带。此臂仅有 1 个区	有些标本的长臂近中部能显出着色极浅的深带。此臂仅有 1 个区
20	中段有 1 条明显的深带。此臂仅有 1 个区	中段和远侧段可见 1 条较窄的着色较浅的深带，此染色体有"头重脚轻"之名。此臂只有 1 个区

亚中着丝粒染色体:着丝粒偏于一端(5/8~7/8),将染色体分为长短明显不同的两个臂,包括2、4、5、6、7、8、9、10、11、12、X、17、18号染色体(表17-2)。

表17-2 亚中着丝粒染色体带型特征

染色体编号	短臂主要带型特征	长臂主要带型特征
2	可见4条深带,中段的2条深带稍靠近。此臂分为2个区,中段两条深带之间的浅带为2p21	可见6~7条深带,第3和第4深带有时融合。此臂分为3个区,第2和第3深带之间的浅带为2q21,第4和第5深带之间的浅带为2q31
4	只有1个区,可见1~2条深带	均匀分布有4条深带(在显带较好的标本上,在2和3深带间还可见1条较窄的深带)。此臂分为3区,近侧段两条深带之间的浅带为4q21,远侧段两条深带之间的浅带为4q31
5	只有1个区,可见2条深带,其中远侧的深带宽且着色深	近侧段有2条深带,染色较浅,有时不明显;中段可见3条深带,染色较深,有时融合成1条宽的深带;远侧段可见2条深带,近末端的1条着色较深。此臂分为3个区,中段第2深带为5q21带,中段第3深带与远侧第1深带之间宽阔的浅带为5q31
6	中段有1条明显宽阔的浅带,形如"小白脸",是识别该染色体的重要特征,近侧和远侧段各有1条深带(在显带较好的标本上,远侧段可见两条深带),近侧深带紧贴着丝粒。此臂分为2个区,中段明显而宽的浅带为6p21	可见5条深带,近侧1条紧贴着丝粒,远侧末端的1条深带着色较浅。此臂分为2个区,第2和第3深带之间的浅带为6q21
7	有3条深带,中段深带着色较浅,有时不明显,远侧深带着色深,形似"瓶塞"。此臂分为2个区,远侧段的深带为7p21	有3条明显深带,其中远侧近末端的1条着色较浅,第2和第3条带稍接近。此臂分为3个区,近侧第1深带为7q21,中段的第2带为7q31
8	有2条深带,中段有1条较明显的浅带,这是区别于10号染色体的主要特征。此臂分为2个区,中段的浅带为8p21	可见2~3条分界极不明显的深带,此臂分2个区,中段的深带为8q21
9	近侧段和中段各有1条深带,在处理较好的标本上,中段可见2条较窄的深带。此臂分为2个区,中段的深带为9p21	可见2条明显深带。着丝粒区深染,其下的次缢痕区浅染而呈现出特有的"颈部区"。此臂分为3个区,近侧的1条深带为9q21,远侧的1条深带为9q31
10	近侧段和近中段各有1条深带,在处理较好标本上近中段可见2条深带,但与8号染色体短臂比较,深带之间的分界欠清晰,此臂仅有1个区	可见明显的3条深带,远端的1条着色最深。该臂上这3条明显的深带是区别于8号染色体的一个主要特征。该臂分为2个区,近端的一条深带为10q21

续表

染色体编号	短臂主要带型特征	长臂主要带型特征
11	近中段可见 1 条较宽的深带,在处理较好的标本上,这条深带可分为 3 条较窄的深带。此臂仅有 1 个区	近侧有 1 条深带,紧贴着丝粒。远侧段可见 1 条明显的较宽的深带,这条深带与近侧的深带之间是 1 条宽阔的浅带,这是区别于 12 号染色体的一个明显特征,在有些标本上近末端处可见 1 条窄的浅染的深带。该臂分为 2 个区
12	中段可见 1 条深带。此臂仅有一个区	近侧有 1 条深带,紧贴着丝粒,中段有 1 条明显的宽的深带,这条深带与近侧深带之间有 1 条明显的浅带,但与 11 号染色体比较这条浅带较窄,这是鉴别 11 号与 12 号染色体的一个主要特征。在显带较好的标本上,中段可显出 3 条深带,且中间那条着色较深。有些标本的远侧段还可以看到 1~2 条染色较浅的深带。此臂分为 2 个区,中段正中的深带为 12q21
X	中段有一明显的深带,似竹节状。有些标本的远侧段可见 1 条窄的着色浅的深带,此臂分为 2 个区,中段的深带为 Xp21	可见 3~4 条深带,近中部 1 条最明显,此臂分为 2 个区,近中段的深带为 Xq21
17	有 1 条较窄的深带。此臂仅有 1 个区	远侧段可见 1 条明显深带,这条深带与着丝粒之间为一明显而宽的浅带。此臂分为 2 个区,这条明显而宽的浅带为 17q21
18	一般为浅带。此臂仅有 1 个区	近侧和远侧各有一条明显的深带。此臂分 2 个区,两深带之间的浅带为 18q21

近端着丝粒染色体:着丝粒靠近一端(7/8~末端),短臂上有时可见随体,人类没有真正的端着丝粒染色体,包括 13、14、15、21、22、Y 号染色体(表 17-3)。

表 17-3　近端着丝粒染色体带型特征

染色体编号	短臂主要带型特征	长臂主要带型特征
13	有随体	可见 4 条深带,第 1 和第 4 条深带较窄,染色较浅;中部 2 条宽而深。此臂分为 3 个区,第 2 深带为 13q21,第 3 深带为 13q31
14	有随体	近侧和远侧各有 1 条较明显的深带。该臂共有 4 条深带,但分布不同于 13 号,近侧 1 条窄的和 1 条宽的常融合在一起。在显带较好的标本上,中段可见 1 条很窄的深带。此臂分为 3 个区,近侧深带为 14q21,远侧那条较宽深带为 14q31
15	有随体	中段有 1 条较宽的深带,着色较深。有的标本上近侧段可 1~2 条较窄的浅染的深带,远侧 1 条深带位于该臂最末端而有别于 14 号。此臂分为 2 个区,中段深带为 15q21

续表

染色体编号	短臂主要带型特征	长臂主要带型特征
21	有随体	靠近着丝粒的地方有明显而宽的深带。此臂分 2 个区,其深带为 21q21
22	有随体	着丝粒深染,在长臂的中段有 1 条较窄的深带,此臂只有 1 个区
Y	无随体	一般整个长臂深染,在处理好的标本上有时可见 2 条深带

附:染色体记忆趣味口诀

A 组:一秃头来二蛇腰,第三翩翩彩蝶飘。

B 组:四像竹节五黑腰。

C 组:六号像个小白脸,七盖(短臂远侧深染)八下(着丝粒下部深染)九苗条(着丝粒部位比较细),十号长臂三深染,十一宽(着丝粒下方浅带宽)来十二窄(着丝粒下方浅带窄);X 深带一肩挑(短臂和长臂上各有一条与着丝粒等距的深带)。

D 组:十三下(下部深染)来十四中(中部深染),十五深染头上瞧(上部深染)。

E 组:十六长臂缢痕大,十七长臂带脚镣,十八人黑肚皮白。

F 组:十九中间一点黑,二十头重脚轻飘。

G 组:二十一是个黑三角,二十二头上一点黑;老 Y 长臂踮黑脚。

五、作业与思考题

1. 做好实验记录,记录实验过程中涉及的方法、试剂、条件、现象以及关键步骤。

2. 胰酶消化时间不足或过度染色体玻片标本会怎样?

3. 试分析可能引起染色体 G 显带质量不佳的因素。

4. 找出一个相对较好的分裂象进行观察分析,并选择任意一条染色体绘制出 G 显带的线条图,并注明染色体序号。

5. 仔细辨认人类 G 显带分裂象,用笔标出 1~3,6~7,11~12,20~22 共 10 条染色体,并将图片裁剪整齐,贴在实验报告本中。

6. 仔细辨认人类 G 显带分裂象,用铅笔在染色体旁标注染色体序号,用剪刀沿着染色体的边缘逐一剪下,并按组别、次序粘贴在下方的"核型分析报告"上,注明染色体组号和染色体序号,写出核型。

六、试剂配制与存放

1. **镜头清洗液** 参见实验一"试剂配制与存放"。

2. **0.90% 生理盐水** 参见实验三"试剂配制与存放"。

3. **0.125% 胰蛋白酶溶液** 称取 250mg 胰蛋白酶溶于 10ml 生理盐水中即为 2.5% 的胰蛋白酶原液,-20℃冰箱保存。吸取 2.5ml 2.5% 的胰蛋白酶原液,加生理盐水至 50ml,配制成 0.125% 的胰蛋白酶工作液,并调节 pH 至 7.0~7.2,随配随用。

4. **吉姆萨染液** 参见实验三"试剂配制与存放"。

（唐泽丽）

核型分析报告

核型：

实验十八　姐妹染色单体交换标本的制备与分析

一、实验目的

1. 理解姐妹染色单体交换频率变化的意义。
2. 熟悉姐妹染色单体差别染色技术的原理。
3. 掌握姐妹染色单体交换标本的制备、观察及分析方法。

二、实验原理

现已证明，许多环境诱变剂、致畸剂和致癌剂可诱发姐妹染色单体交换（sister chromatid exchange，SCE）。SCE 是指在染色体复制过程中，同一条染色体的两条姐妹染色单体之间发生同源片段的互换。SCE 主要在 DNA 合成期（S 期）晚期进行，其不改变染色体的形态和带型，也不会改变个体的遗传信息。但是，由于 SCE 的发生必然伴随着染色体的断裂和重接，与 DNA 的合成、损伤、修复紧密联系，因而它的发生频率可以反映 DNA 在 S 期的受损程度，也可以作为检测 DNA 损伤和修复的敏感标志。

　　SCE 频率改变比染色体畸变灵敏,而且有害物质毒性越强,SCE 频率就越高,表现出较好的剂量-效应关系。而个体的 SCE 频率明显增高(一般情况下人体细胞自发 SCE 频率为平均每个细胞 3~5 次),可表明染色体受到一定的环境因素影响,或是受到内在的遗传缺陷制约因素的制约。因此,在检测可疑的环境诱变剂、致癌剂或检出肿瘤易感人群方面,姐妹染色单体交换实验得到非常广泛的应用。

　　姐妹染色单体差别染色技术使分裂中期染色体的两条姐妹染色单体着色深浅不同。当细胞在加有 5-溴脱氧尿嘧啶核苷(BrdU)的培养基中进行增殖时,BrdU 可以取代胸腺嘧啶脱氧核苷掺入到新复制的 DNA 子链中。根据 DNA 半保留复制的规律,细胞在含有 BrdU 的培养液中进行第一次 DNA 复制(第一细胞周期)后,新生单链中掺入了 BrdU,称为 B 型单链;模板链仍旧含胸腺嘧啶脱氧核苷(T),称为 T 型单链,因而复制后双链 DNA 为 TB 型。当细胞进行第二次 DNA 复制(第二细胞周期)后,两条姐妹染色单体中,其中一条染色单体仍为 TB 型 DNA 分子,而另一条染色单体的双链均含 BrdU,为 BB 型 DNA 分子。BB 型 DNA 双链螺旋化程度较低,经紫外线照射后,与吉姆萨染料亲和力降低,染色较 TT 型和 TB 型 DNA 更浅。因而,光学显微镜下可观察到第二细胞周期分裂象中所有姐妹染色单体均呈现深浅不同的染色(图 18-1),这样如果发生姐妹染色单体交换,就可以根据每条染色单体夹杂着深浅不一的着色片段加以区分。当细胞在 BrdU 中生长三个周期后,1/2 的染色体因两条染色单体的双股 DNA 链都含有 BrdU,因而两条染色单体都着色浅,1/2 的染色体因保留有原来的母链,而呈现出一深一浅染色单体。可推知,BB 型 DNA 的比例随细胞增殖次数增加而上升,而 TT 型与 TB 型 DNA 的比例随细胞增殖次数增加而下降,所以可以根据分裂象中深染的染色体的比例判读分裂象经历的细胞周期数。因而 SCE 检测还可用于估算细胞周期数,进行细胞增殖动力学分析。

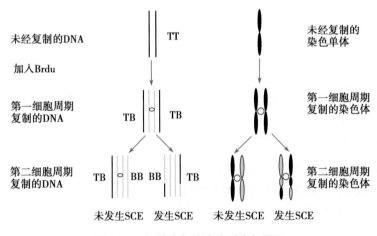

图 18-1　姐妹染色单体差别染色原理

三、实验器材与用品

　　1. **材料**　人外周血淋巴细胞染色体玻片标本(DNA 中含有 BrdU)。

　　2. **试剂**　10μg/ml BrdU 溶液、2× 氯化钠-柠檬酸钠缓冲液(saline sodium citrate buffer, SSC)、吉姆萨染液、镜头清洗液。

3. **器材**　恒温水浴锅、紫外线灯（30W）、安全罩、普通光学显微镜、擦镜纸、饭盒盖、立式染色缸。

人外周血淋巴细胞培养及染色体标本制备所需实验器材与用品同实验十五。

四、实验步骤与方法

(一) 外周血培养及染色体玻片标本制备

人外周血淋巴细胞培养与染色体标本制备的步骤和方法同实验十五增加之处在于置于37℃恒温培养 24h 之内,向培养瓶内加入 BrdU（终浓度为 10μg/ml）,保证 BrdU 加入后细胞至少避光培养 48h。制片结束后,保存于-20℃冰箱,5 周内使用,无需烤片老化。

(二) 姐妹染色单体差别染色

将染色体玻片标本细胞面向上摆放入饭盒盖中,覆盖一层擦镜纸,于玻片上加适量2×SSC（使液面与玻片上缘同高,擦镜纸边缘下垂浸入液体中）。将饭盒盖移至预温 55~56℃恒温水浴锅的水面上,垂直距 30W 紫外线灯管 10cm,照射 15min（紫外线灯外加安全罩）。照射结束后,小心除去擦镜纸,用吉姆萨染液染色 10min,自来水细流冲洗、自然晾干。

(三) 姐妹染色单体差别染色观察

在油镜下,选择染色体分散良好、长度适中、轮廓清晰、数目完整的中期分裂象进行观察,注意区分各细胞周期分裂象的染色特点:①两条染色单体均深染（TB 型）为第一周期细胞;②两条染色单体中,一条深染（TB 型）,另一条浅染（BB 型）,无论是否存在交换,深浅一一对应的为第二周期细胞;③部分染色体的两个单体染色都为浅色的细胞为第三周期细胞（图 18-2）。

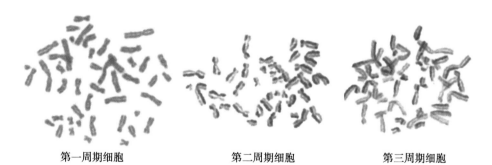

第一周期细胞　　　　　　　　第二周期细胞　　　　　　　　第三周期细胞

图 18-2　不同细胞周期中姐妹染色单体差别染色状态（油镜）

(四) SCE 计数

只有第二周期的分裂象适于计数 SCE（图 18-3）。

具体计数方法:

1. 在同一染色单体上,深染和浅染均有,是在染色单体上发生互换,记为 1 次 SCE。

2. 如果在着丝粒处发生交换,需判别是否为扭转,不是扭转的为着丝粒部位交换,记为 1 次 SCE。每一份标本至少需要计数 10 个分裂象,计算 SCE 平均交换频率。

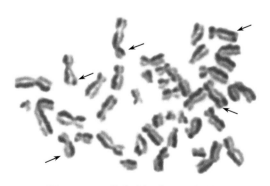

图 18-3　正常人类细胞 SCE（油镜）

$$SCE \text{平均交换频率(次/细胞)} = \text{分裂象中 SCE 总数/分裂象数}$$

五、作业与思考题

1. 如何在玻片标本中区分第一、二、三周期的分裂象？
2. 简述姐妹染色单体差别染色的原理和染色单体浅染的条件。
3. 观察计数 10~20 个分裂象中的 SCE，并计算出该样本细胞 SCE 的平均值。

六、试剂配制与存放

1. **2×SSC 溶液**　在 800ml 蒸馏水中溶解 17.53g NaCl 和 8.82g 柠檬酸钠（$C_6H_5Na_3O_7 \cdot 2H_2O$），充分搅拌，滴加数滴 10mol/L NaOH 调节 pH 至 7.0 后，加蒸馏水定容至 1L，高温高压灭菌，分装室温保存。
2. **吉姆萨染液**　参见实验三"试剂配制与存放"。
3. **镜头清洗液**　参见实验一"试剂配制与存放"。

（武　阳）

实验十九　人类 X 染色质标本的制备与观察

一、实验目的

1. 熟悉人类 X 染色质标本的制备方法和临床意义。
2. 掌握人类 X 染色质的形态特征和检测方法。
3. 理解雌性哺乳动物的 X 染色体失活假说。

二、实验原理

人类 X 染色质是间期细胞核中染色体的异染色质部分显示出来的一种特殊结构。在胚胎发育约 16d 后，正常女性体细胞内的两条 X 染色体仅有一条保持活性；这是由于其中一条 X 染色体随机失活，不能转录 RNA。失活的 X 染色体在间期细胞中处于高度凝缩状态，成为异固缩的 X 染色质。X 染色质呈团块状，紧贴核膜内缘，可被特异的染料浓染而显示出来，也称 X 小体。X 染色体数目异常者，体细胞在间期只有一条 X 染色体有活性，其余 X 染色体均失活形成 X 染色质；正常女性间期细胞可见到 1 个 X 染色质，而正常男性间期细胞无此小体。因而对任何个体而言，体细胞中 X 染色质的数目等于分裂期 X 染色体数目减去 1。

X 染色质存在于间期细胞核内，在口腔黏膜上皮细胞及其他细胞（如发根毛囊细胞、羊水脱落细胞、皮肤结缔组织细胞）内均可检出。由于受到 X 染色质位置、X 染色体不完全失活、女性不同生理状态、制片技术等因素影响，正常女性口腔黏膜上皮细胞 X 染色质出现率为 10%~50%。通过对 X 染色质的检测，可以推断个体性染色体组成。此方法快捷、简便，可用于辅助性别鉴别、辅助性染色体疾病诊断、辅助产前诊断等。

三、实验器材与用品

1. **材料**　人口腔黏膜上皮细胞、人发根毛囊细胞。

2. **试剂**　0.90% 生理盐水、卡诺氏液、5mol/L 盐酸溶液、硫堇染液、40% 醋酸溶液、香柏油、镜头清洗液。

3. **器材**　普通光学显微镜、消毒牙签、吸管、载玻片、盖玻片、酒精灯、立式染色缸、擦镜纸、眼科镊。

四、实验步骤与方法

(一) X 染色质标本的制备

1. 口腔黏膜细胞涂片

(1) 涂片：取洁净载玻片，在玻片中央滴一滴生理盐水。受检者用清水漱洗口腔数次，尽量除去口腔内细菌或其他杂物。用牙签钝端刮取颊部内表面口腔黏膜细胞（原位刮取 2~3 次，第一次刮取的细胞舍弃），充分涂布于载玻片上的生理盐水中（务必使细胞散开，均匀分布），室温晾干或酒精灯远火干燥。

(2) 固定：将晾干的涂片插入盛有卡诺氏液的立式染色缸中，室温固定 15min，缓流自来水冲洗，晾干。固定可以避免 DNA 在水解过程中形成小片段，游离出细胞核；固定还可以封闭在水解前产生的醛基，减少假阳性产物。

(3) 水解：将晾干的涂片插入盛有 5mol/L 盐酸溶液的立式染色缸中，室温水解 12min（利于 X 染色质显现），缓流自来水冲洗，充分洗去盐酸。本步骤利用盐酸水解法打断 DNA 分子链中的嘌呤-脱氧核糖键，使 DNA 部分区域发生重排，暴露出醛基。如果盐酸水解不足，反应就会变弱，使染色质着色较淡；如盐酸水解时间过长，DNA 分子会被切割，一些很小的片段会游离出细胞核，使染色变浅。

(4) 染色：硫堇工作液染色 10~20min 后（根据硫堇染液的浓度调整时间），缓流自来水冲洗。硫堇能与细胞中的醛基反应形成醌类化合物，使细胞核 DNA 染成蓝色。初步观察，若染色不够深，可在硫堇工作液中续染；若染色过度，可立刻在 95% 乙醇溶液中分色 30s。

2. 发根毛囊细胞涂片

(1) 取材：取 2~4 根头发，将发根带有完整毛囊组织的部分置于洁净载玻片中央，加一滴 40% 醋酸溶液软化毛囊 5~10min。

(2) 涂片：用眼科镊轻轻刮下毛囊组织，弃去发干，用镊子分散毛囊组织以分离细胞，均匀涂抹于玻片中央，酒精灯远火干燥。

(3) 固定：将干燥后涂片插入盛有卡诺氏液的立式染色缸中，室温固定 15min，缓流自来水冲洗，晾干。

(4) 水解：将晾干的涂片插入盛有 5mol/L 盐酸溶液的立式染色缸中，室温水解 12min，缓流自来水冲洗，充分洗去盐酸。

(5) 染色：硫堇工作液染色 10~20min，缓流自来水冲洗。

(二) X 染色质的观察

硫堇染色可使细胞核清晰着色，而胞质不着色，因此细胞核背景清晰，有利于辨认位于核膜边缘的 X 染色质。首先在低倍镜下观察，视野中有许多单个或成堆的口腔上皮细胞。观察到蓝色细胞核后，转至高倍镜或油镜观察，选择细胞核轮廓清晰、胞核膨大、核膜完整、核内染色质染色清晰且深浅适中（呈网状或细颗粒状分布）、核内无其他块状染色颗粒的较大细胞进行观察。

X 染色质的鉴别标准是：一般紧贴于核膜内缘，结构致密、着色较深，轮廓清楚，长径为 1.0~1.5μm，形状多呈三角形或半圆形（图 19-1）。计数一定量的细胞数以及其中含有 X 染色质的细胞数，即可计算出 X 染色质的检出率。凡是有核固缩皱褶变小、核膜缺损、染色过深、染色质颗粒粗大成团、有杂质附着、胞核重叠等的细胞均不应作为可数细胞计数。

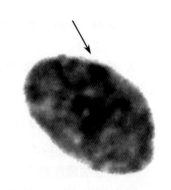

图 19-1   正常女性口腔上皮细胞中的 X 染色质（油镜）

五、作业与思考题

1. 计数 20~50 个适合观察分析 X 染色质的细胞，计算 X 染色质的检出率。

2. 检查 X 染色质有何临床意义？

六、试剂配制与存放

1. **0.90% 生理盐水**   参见实验三"试剂配制与存放"。

2. **卡诺氏液**   参见实验十二"试剂配制与存放"。

3. **5mol/L 盐酸溶液**   量取 36% 的盐酸溶液 215ml，加水混合至 500ml，即为 5mol/L 盐酸，室温保存。

4. **硫堇染液**

（1）贮存液：称取硫堇 1.0g，溶于 100ml 50% 的乙醇溶液中，充分溶解后滤纸过滤，室温保存。

（2）缓冲液：称取醋酸钠（$CH_3COONa \cdot 3H_2O$）9.714g，溶于 400ml 蒸馏水中，再加入巴比妥钠 14.714g，充分溶解后，定容至 500ml。

（3）工作液：取硫堇贮存液 40ml，缓冲液 28ml，0.1mol/L 盐酸溶液 32ml，混合即成。此液可在室温下保存数月。

5. **镜头清洗液**   参见实验一"试剂配制与存放"。

（武　阳）

实验二十　微核测定法检测小鼠骨髓细胞染色体畸变

一、实验目的

1. 掌握小鼠骨髓细胞微核制片技术以及嗜多染红细胞的鉴别。
2. 熟悉微核发生的机制。
3. 了解微核检测技术的应用。

二、实验原理

微核（micronucleus）是染色体受到损伤后形成的染色体断片。在细胞分裂过程中，一些丧失着丝粒的染色体断片因未能与纺锤丝相连而行动滞后，至分裂末期时仍滞留在子细胞的细胞质，并固缩形成一个或几个圆形的微核。因此，微核是细胞核外的次级核，大小比细胞核主核小很多,直径相当于细胞直径的 1/20~1/5,研究证明微核的化学组成与细胞核相同。

骨髓和外周血的有核细胞中均可见到微核,但有核细胞的细胞质少,微核很难鉴别。嗜多染红细胞(polychromatic erythrocyte,PCE)是红细胞由幼稚发展为成熟的一个阶段,此时红细胞的主核已排出,在无核的嗜多染红细胞的胞质中,微核极易辨认和检出,检查嗜多染红细胞中微核的多少可鉴别染色体是否异常。

微核试验(micronucleus test,MNT)是以啮齿类动物骨髓细胞的微核出现率来检测染色体损伤程度的实验技术。小鼠价格较低,是微核试验的首选动物。环磷酰胺因具有显著的诱变作用,常被用作骨髓微核试验的诱变剂或阳性对照物。本实验以环磷酰胺作为诱变剂,促使染色体断裂产生微核,并通过计算嗜多染红细胞微核的出现率来评价染色体的损伤危害。微核出现率与给药剂量呈正相关,以小鼠为受试对象,应用微核试验可以检测诱变剂在不同剂量和时长下对骨髓细胞微核出现率的影响,微核出现率升高反映了受试细胞中染色体发生损伤的遗传效应。微核试验已广泛应用于辐射损伤、化学诱变、新药试验、染色体疾病的检测及癌症前期诊断等。

三、实验器材与用品

1. **材料**　6~8 周龄健康小鼠,雌雄均可。

2. **试剂**　环磷酰胺溶液、0.90% 生理盐水、胎牛血清(FBS)、甲醇或乙醇、吉姆萨染液、香柏油、镜头清洗液。

3. **器材**　1ml 注射器、5ml 注射器、解剖剪、解剖镊、解剖盘、试管架、5ml 刻度离心管、吸管、立式染色缸、滴片板、铅笔、载玻片、吸水纸、擦镜纸、电吹风机、台式离心机、普通光学显微镜。

四、实验步骤与方法

(一)腹腔注射给药

小鼠腹腔注射环磷酰胺:按 40mg/kg 体重的剂量注射,仅需腹腔注射 1 次,药物作用时长为 24h。为加强阳性效果,视实验要求可适当加大注射剂量。如设立阴性对照,可以用同等剂量生理盐水替代。

(二)骨髓细胞制片

1. **取股骨**　颈椎脱臼法处死小鼠,取出两根股骨,剔净肌肉,用自来水洗净股骨上的血污和肌肉。在股骨两端剪去少量骨质,暴露骨髓腔(剪股骨两端时,尽量少剪,以免损失过多骨髓细胞)。

2. **制备骨髓细胞悬液**　在离心管中加 5ml 生理盐水,用 5ml 注射器吸取生理盐水,将针头从股骨的一端插入骨髓腔,将骨髓冲入离心管中,可反复从股骨两端冲洗骨髓腔,直至股骨变白。用吸管反复吹散离心管中的骨髓细胞,并以 1 000r/min 的速度离心 5min,用吸管吸弃上清液,在留下的沉淀中加入 1 滴灭活的 FBS,用吸管尖端将细胞团吹散混匀,制成骨髓细胞混悬液。

3. **涂片**　取干净载玻片,将 1 滴骨髓细胞混悬液滴于载玻片的近 1/4 端处。左手拇指与示指和中指夹持载玻片的两端,右手拿另一载玻片作为推片。推片是从悬滴前面慢慢向后移动,待接触悬滴形成一条直线后迅速平稳推动悬滴,约推 3cm 后即完成涂片。推片时采取两张载玻片横竖交叉的推片方式,并保持两载玻片间约 45°的夹角(图 20-1)。涂片必须一次过,可稍厚但不可来回推片,否则会造成细胞破碎。每只小鼠制备骨髓细胞涂片 5 张,在载玻片的磨砂面处用铅笔写上编号,自然晾干或用电吹风的冷风挡吹干。

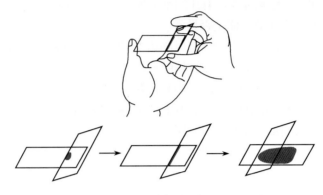

图 20-1　骨髓细胞推片(点→线→面)

4. **固定**　把干透的骨髓细胞涂片浸入甲醇溶液中固定 10min,甲醇毒性大,若没有通风橱时可用乙醇替代。晾干。

5. **染色**　用吉姆萨工作液染色 15min 左右。自来水冲片,自然晾干或用电吹风的冷风挡吹干,镜检。染液浓度、pH 值、染色时间等可影响染色效果,当日染色效果较好,如当日不染色,应固定后保存。室温较低时,可适当延长染色时间。

(三) 观察和计数

先在低倍镜和高倍镜下选择细胞分散均匀、形态完整、染色良好的区域观察,再转到油镜下进一步鉴别和计数。

1. **观察**　镜下有多种细胞,有的有核,有的无核。PCE 与成熟红细胞均为无核细胞,前者呈蓝灰色,后者呈橘红色;前者比后者稍大、略厚。PCE 经吉姆萨染色后,胞质因含有核糖体而呈蓝灰色,典型的 PCE 微核多为 1 个,圆形或椭圆形,边缘光滑,嗜染性与主核一致,呈紫红色或蓝紫色,大小为主核的 1/20~1/5,与胞质对比鲜明,极易鉴别,也有的 PCE 微核有数个;成熟的红细胞中核糖体已经溶解,被染成橘红色,与 PCE 区别明显(图 20-2)。

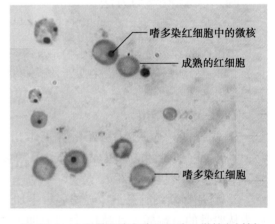

图 20-2　小鼠骨髓嗜多染红细胞示微核(油镜)

2. **计数**　仔细观察有微核和无微核的 PCE,每只动物计数 1 000 个以上的 PCE,记录无微核的 PCE 细胞数和有微核的 PCE 细胞数。微核率以千分率表示,微核率小于或等于 5‰ 可视为正常,超过 5‰ 为阳性。计算公式:

$$微核率 = \frac{具有微核的细胞数}{细胞总数} \times 1\,000‰$$

五、作业与思考题

1. 绘制小鼠微核试验操作流程图。
2. 绘图表示有微核的 PCE、无微核的 PCE 以及成熟红细胞。
3. FBS 在微核试验中的作用是什么？
4. 若用微核试验检测某种受试物的遗传危害,应如何设计实验剂量组和对照组？
5. 以实验小组为单位,每张玻片标本计数 200 个左右嗜多染红细胞,每只动物计数 1 000 个嗜多染红细胞,计算微核率,完善表 20-1。

表 20-1　微核统计及微核率计算

玻片标本序号	无微核 PCE 数/个	有微核 PCE 数/个				微核率/‰
		1	2	3	≥4	
1						
2						
3						
4						
5						

六、试剂配制与存放

1. **环磷酰胺溶液**　称取 0.2g 环磷酰胺溶解在 10ml 的生理盐水中,充分摇匀 10min,配成浓度为 20mg/ml 的溶液,现用现配或 4℃冰箱储存。
2. **FBS**　滤菌后放入 56℃水浴中保温 30min 进行灭活,−20℃冰箱储存。
3. **吉姆萨染液**　参见实验三"试剂配制与存放"。
4. **0.90% 生理盐水**　参见实验三"试剂配制与存放"。
5. **镜头清洗液**　参见实验一"试剂配制与存放"。

（方　玲）

实验二十一　核仁组织区银染显示与观察

一、实验目的

1. 掌握人类染色体核仁组织区银染技术的原理及重要意义。
2. 熟悉核仁组织区的概念及生化特性。
3. 了解核仁周期。

二、实验原理

染色体的核仁组织区(nucleolus organizing region,NOR)是组织形成核仁的部位,人类的 NOR 定位于 13、14、15、21 和 22 号近端着丝粒染色体短臂的次缢痕部位。染色体上的 NOR 是分裂期的结构,是高度螺旋的 rDNA 袢环,袢环上的核糖体 RNA(rRNA)基因成串排列。当细胞分裂完成进入间期时,次缢痕部位的 rDNA 袢环伸展,5 对染色体上的 rDNA 袢环围绕形成核仁的核仁组织区。在 RNA 聚合酶参与下,rDNA 转录形成 45S 的 rRNA,45S rRNA 经剪切、加工和修饰形成的 28S、18S 和 5.8S 的 rRNA 分别与核仁外 5S rRNA 以及蛋白质组合形成了纤维中心、致密纤维组分和颗粒组分,这就是核仁。

确定染色体的核仁组织区最简单和最可靠的方法就是银染法,银染阳性的 NOR 称为 Ag-NOR。利用硝酸银(AgNO₃)可将染色体上具有转录活性的核仁组织者处的 rRNA 基因特异性地染成黑色,由于具有转录活性的 rRNA 基因部位伴有丰富的酸性蛋白质,而这类蛋白质中含有 -SH 基团和二硫键,易将 AgNO₃ 中的 Ag⁺ 还原为 Ag 颗粒,故有转录活性的 rRNA 基因部位被 AgNO₃ 镀上银颗粒而呈现黑色;若 rRNA 基因无转录活性,则 NOR 不被着色。通过对在不同生理或病理条件下的细胞进行 Ag-NOR 频率计数,可了解有活性的 rRNA 基因的动态变化。

每个物种细胞中的 Ag-NOR 的数目以及其在染色体上的位置是比较恒定的,若发生了改变则意味着 rRNA 基因活性发生了变化,因此 Ag-NOR 能在细胞水平反映 rRNA 基因活性。目前银染技术已成为探讨基因功能的一种有效方法,并在临床细胞遗传学、肿瘤遗传学和化学诱变剂遗传效应等研究中广泛应用。

三、实验器材与用品

1. **玻片标本**　人染色体玻片标本(未经染色、片龄在 1 周内)。
2. **试剂**　明胶显影液、50% 硝酸银溶液。
3. **器材**　恒温水浴箱、解剖盘、解剖镊、吸管、细玻棒、滤纸、盖玻片、废液缸、电吹风、擦镜纸、普通光学显微镜。

四、实验步骤与方法

(一) 核仁组织区银染标本制备

1. 在金属解剖盘底部放一用蒸馏水润湿的滤纸,上放两根细玻棒,置于 65℃ 的恒温水浴箱内保温。

2. 取一张未经染色、片龄在 1 周内的人染色体玻片标本,在片上滴加 2 滴明胶显影液和 4 滴 50% 硝酸银溶液,注意吸取硝酸银溶液的吸管与吸取明胶显影液的吸管应一样粗细。轻轻摇动玻片标本,使两液混匀,盖上盖玻片。

3. 将玻片标本放在 65℃ 恒温水浴箱的金属解剖盘内,观察片子上液体颜色的变化,也可轻摇金属解剖盘,使显色均匀。刚开始可见玻片标本上的液体颜色变黄,2min 左右,当颜色呈金褐色时立即停止显色。

4. 取下玻片标本,去掉盖玻片,用自来水冲片 1min,自然晾干或用电吹风的冷风挡吹干。

(二) 结果观察

在普通光学显微镜的油镜下可见人染色体被染成金黄色,核仁组织区被染色为深黑色。提示新鲜片龄比片龄长的显色效果要好。

五、作业与思考题

1. 核仁组织区银染的原理是什么?
2. 统计 100 个中期分裂象的 Ag-NOR,计算 Ag-NOR 频率。
3. 绘制一个油镜下的中期分裂象图,显示 Ag-NOR 的位置、数目和形态。

六、试剂配制与存放

1. **明胶显影液** 称取 2g 明胶粉末溶解于 99ml 双蒸水中,充分溶解,加入 1ml 甲酸(AR)进一步混匀,4℃冰箱保存。

2. **50% 硝酸银溶液** 称取 5g $AgNO_3$ 溶解在 10ml 的双蒸水中混匀,过滤,保存在用铝箔包裹的棕色瓶内,4℃冰箱中可保存 1 年。

(方　玲)

实验二十二　苯硫脲尝味试验及遗传平衡分析

一、实验目的

1. 掌握群体基因频率和基因型频率的计算方法。

2. 熟悉卡方(χ^2)检验在哈迪-温伯格(Hardy-Weinberg)遗传平衡分析的应用,进一步理解遗传平衡定律。

3. 通过苯硫脲尝味试验了解不完全显性遗传的特点。

二、实验原理

苯硫脲(phenylthiocarbamide,PTC)是硫脲的苯基衍生物,又称苯硫代碳酰二胺,一种白色结晶状的化学物质,因含有硫代酰胺基(—N═C═S)官能团而有苦涩味。不同种族、民族和个体之间,对该物质的尝味能力不同;有资料表明,白人味盲率为 20%~40%,黑人为3%~10%。迄今,我国已对多民族进行 PTC 味觉调查,汉族味盲率 10% 左右,苗族 4.41%,壮族 5.17%,柯尔克孜族 42.11%。各种族特有基因频率越接近白种人,味盲率就越高。

PTC 味觉差异与 7 号染色体上的一种苦味味觉感受器基因 TAS2R38 有关,人类对 PTC 苦味的尝味能力是受一对等位基因(Tt)控制的不完全显性遗传性状,尝味基因(T)对味盲基因(t)为不完全显性。基因型不同的个体能尝出 PTC 味道的溶液浓度有明显的差异,可区分为 PTC 尝味者和味盲者。能尝出低浓度 PTC 溶液(≤1/750 000mol/L)味道的个体(苦涩味,少数人感到甜味)称为尝味者,其基因型为纯合型 TT;只能尝出高浓度 PTC 溶液(≥1/24 000mol/L)味道和完全不能尝味的个体称为味盲者,其基因型为纯合型 tt;介于两者之间,能尝出浓度 1/400 000~1/50 000mol/L PTC 溶液味道的个体,其基因型为杂合基因型 Tt。

PTC 味盲基因检测可以帮助分析多种疾病与 PTC 尝味能力的相关性。例如,呆小病、结节性甲状腺肿、唐氏综合征等患者常伴有味盲等症状;原发性青光眼、抑郁症等也与 PTC 尝味的敏感度有很大关系。所以,进行临床诊断时,往往将其视为重要的诊断指标之一。

PTC 本身对人体无毒副作用,因此,将 PTC 配制成梯度浓度的溶液,由低浓度到高浓度逐步测试受试者的尝味能力,统计某一群体三类尝味能力的人数,由于孟德尔单基因遗传的基因型与表现型存在对应的关系,根据测试数据便可统计分析该群体中尝味与味盲基因的频率。

三、实验器材与用品

1. **样本** 学生本人。

2. **试剂** PTC 粉末、无菌蒸馏水配制的 PTC 母液（1/3 000mol/L PTC 溶液）。

3. **器材** 高压蒸汽灭菌锅、磁力搅拌器、电子天平、100ml 量筒、10ml 小试管、医用棉签、漱口杯、300ml 烧杯。

四、实验步骤与方法

（一）尝味试验

1. 配制梯度浓度 PTC 溶液

（1）PTC 难溶于水，易溶于酒精，试验前须由实验教师按表 22-1 提前配制出 PTC 母液（1/3 000mol/L PTC 溶液），实验课上再由学生用该母液稀释成梯度浓度的 PTC 溶液。

表 22-1 PTC 试剂的配制表

编号	配制方法	浓度/（mol/L）	基因型
1 号	称取 PTC 粉剂 0.8g，溶于 2 000ml 蒸馏水中，用磁力搅拌器搅拌数小时至粉末完全消失，再定容至 2 400ml。常温存放	1/3 000	*tt*
2 号	1 号液 100ml＋蒸馏水 100ml	1/6 000	*tt*
3 号	2 号液 100ml＋蒸馏水 100ml	1/12 000	*tt*
4 号	3 号液 100ml＋蒸馏水 100ml	1/24 000	*tt*
5 号	4 号液 100ml＋蒸馏水 100ml	1/48 000	*Tt*
6 号	5 号液 100ml＋蒸馏水 100ml	1/96 000	*Tt*
7 号	6 号液 100ml＋蒸馏水 100ml	1/192 000	*Tt*
8 号	7 号液 100ml＋蒸馏水 100ml	1/380 000	*Tt*
9 号	8 号液 100ml＋蒸馏水 100ml	1/750 000	*TT*
10 号	9 号液 100ml＋蒸馏水 100ml	1/1 500 000	*TT*
11 号	10 号液 100ml＋蒸馏水 100ml	1/3 000 000	*TT*
12 号	蒸馏水	—	—

（2）学生在稀释时，首先将烧杯按表 22-1 编号，然后用母液加一定量的蒸馏水稀释成相应浓度待测。

2. 尝味试验并记录受试者的基因型

（1）受试者用洁净的清水漱口后，用医用棉签蘸取适量 PTC 溶液，置于舌根部尝味测定，尝味时，切勿吞咽 PTC 溶液。按表 22-2 的格式记录受试者尝味能力。

表 22-2 PTC 尝味表型登记表

专业：　　　　年级：　　　　班组：　　　　实验日期：　　年　　月　　日

受试者	民族	性别	生源地	PTC 尝味能力										
				1	2	3	4	5	6	7	8	9	10	11

（2）测定从 11 号液开始，按顺序从低浓度至高浓度测定至尝出苦味为止，并记下第一次确切尝到苦味时的号码，对照表 22-1 判断基因型（tt 基因型的阈值范围为 1~4 号液，Tt 基因型的阈值范围为 5~8 号液，TT 基因型的阈值范围为 9~11 号液）。若受试者均尝不出苦味，则基因型记为 tt。对尝味结果不确切者，应重复进行测试，直至认为可靠后再记录溶液浓度。

（二）基因频率的计算及遗传平衡分析

1. 尝味基因和味盲基因频率的计算

（1）按表 22-3 的格式汇总全班同学对 PTC 尝味能力的测定结果，统计 3 种基因型（TT、Tt、tt）的人数。

表 22-3　PTC 尝味能力结果统计表

组别	极度敏感尝味者（TT）人数/人	中度敏感尝味者（Tt）人数/人	味盲（tt）人数/人
1			
2			
3			
4			
合计			

（2）根据表 22-3 的统计结果，计算该班（群体）PTC 尝味基因（T）和味盲基因（t）的频率。由于 PTC 尝味性状为常染色体不完全显性遗传，表型能直接反映基因型。

基因型和基因频率的计算公式如下：

$$基因型频率 =（某种基因型个体数/样本总人数）×100\%$$

基因频率计算：设 T 的频率为 p，t 的频率为 q，TT 为 TT 基因型频率，Tt 为 Tt 基因型频率，tt 为 tt 基因型频率

$$p=TT+Tt/2,\quad q=tt+Tt/2 \text{ 或 } q=1-p$$

2. 遗传平衡群体的检验

（1）提出假设：假设该群体是遗传平衡群体，应用 Hardy-Weinberg 定律，公式为：$(p+q)^2 = p^2+2pq+q^2=1$，推算各基因型理论值。

（2）检验假设：用 χ^2 检验方法检验本班群体是否处于遗传平衡，检验过程列入表 22-4，分析差异是否具有统计学意义。计算出 χ^2 值后，查 P 界值表得到 P 值。χ^2 值越大，P 值越小，若 $P>0.05$，则该群体是遗传平衡群体。

表 22-4　PTC 尝味能力基因型频率观测值与理论值差异显著性 χ^2 检验计算表

	TT	Tt	tt	合计
观测值（O）				
理论值（E）				
$(E-O)^2$				
$(E-O)^2/E$				
$\chi^2=\sum[(E-O)^2/E]$				
P				

五、作业与思考题

1. 简述 PTC 溶液浓度、个体基因型与个体表型三者的关系。
2. 根据 PTC 尝味实验的结果,简述不完全显性遗传的特点。
3. 完成表 22-3,将实验写成书面报告。

六、试剂配制与存放

1. **PTC 母液(1/3 000mol/L PTC 溶液)**　称取 PTC 粉剂 0.8g,溶于 2 000ml 蒸馏水中,磁力搅拌器搅拌数小时至粉末完全消失,再定容至 2 400ml,常温存放。
2. **其他梯度浓度的 PTC 溶液**　按表 22-1 用蒸馏水稀释配制而成。

(晏　彪)

实验二十三　人类皮纹分析

一、实验目的

1. **掌握常用指纹和掌纹观察项目的分析方法。**
2. **熟悉人类皮纹的印取方法。**

二、实验原理

皮肤纹理(dermatoglyph)简称皮纹,是指人体皮肤上一定部位,如手指、手掌、脚趾、脚掌等出现的纹理图形,由嵴线和皮沟组成。嵴线或嵴纹(ridge line)是指真皮乳头向表皮突起形成的乳头线,而嵴线之间的凹陷即为皮沟(groove of skin)。手指的皮纹称为指纹(finger print),手掌的皮纹称为掌纹(palm print)。

皮纹是一种重要的遗传性状,属于多基因遗传,是遗传因素和环境因素共同作用的结果,具有个体特异性和高度稳定性。每个人都有自己特有的指(趾)、掌纹,于胚胎 14 周形成,一旦形成终生不变,没有指(趾)、掌纹完全相同的人;不同种族和民族,其皮纹特征也不相同。所以皮纹分析广泛地应用于个人鉴别、侦查破案、人种划分和民族识别等领域。而某些遗传病,如 21-三体综合征、特纳综合征等染色体病,常常伴有皮纹异常,所以皮纹分析还可以作为某些遗传病诊断的辅助指标。

三、实验器材与用品

样本:学生本人的手。
器材:8 开白色书写纸、红色印泥、泡沫海绵块、放大镜、量角器、直尺、铅笔。

四、实验步骤与方法

(一)印取手部皮纹样本
1. 将一张 8 开的白纸对折。
2. 用泡沫海绵块将印泥涂在印取者的左手掌、手指,注意指端两侧、手掌和手腕交界处都要涂抹到。涂抹时,印泥涂抹部位是嵴线,而不是皮沟,而且印泥不能涂抹过多,以免印取的皮纹不清晰,影响后面的分析。

3. 将手掌自然伸展,放在8开白书写纸的左半侧上部,然后用另一只手压一压手背,重点按压各手指基部、掌心及掌近端至腕部等容易漏印的部位,获取掌纹。印好后,手掌向上利落地离开纸面,不要做水平位移,以免模糊皮纹,影响后面的分析。

4. 在8开白色书写纸的左半侧下部,按顺序将每个手指从一侧滚动到另一侧,印取各手指指纹,获取指尖除指甲外其余三面的纹理。

5. 用同样方法在同一张纸的右半侧上印取右手的掌纹和指纹。

如果印取的图像某些部位不清晰,需要将手上印泥洗净、干燥后,再按上述方法重新取样,直到获取清晰的掌纹和指纹。

（二）指纹观察

指纹观察的重要界标为三叉点(triradius)和纹心(core)。三叉点是三条嵴线的汇合处、相邻嵴线夹角为120°,如果三条嵴线并未相交,则以它们的延长线可能以120°相交的一点为准。在皮肤纹理的边缘,可出现三叉点周围只有两组分岔的平行嵴线,而第三组平行嵴线未形成的情形(图23-1)。

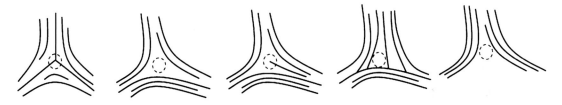

图 23-1　三叉点的五种情形(以虚圈的圆心表示三叉点的位置)

纹心是指纹中心的一点或线。如果手掌、脚趾、脚掌的皮纹中出现花纹,其中也有纹心,其纹心为一组嵴线围绕形成的花纹的中心点或线。(图23-2)

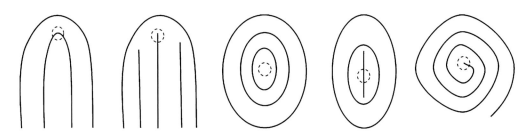

图 23-2　纹心的五种情形(以虚圈的圆心表示纹心的位置)

1. **指端纹型**　根据三叉点数目不同,可将指端花纹分为以下三大类:

（1）弓形纹(arch,A):无三叉,全部由平行的呈弓形的嵴线组成,分为简弓(simple arch,A^s,图23-3A)和帐弓(tented arch,A^t,图23-3B)。

（2）箕形纹(loop,L):有一个三叉,嵴线从一侧发出后向上弯曲,又转回发生的一侧,形似簸箕。若箕口朝向手的尺侧(小指侧)称为尺箕(ulnar loop,L^u,图23-3C),若箕口朝向手

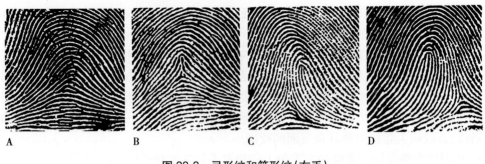

图 23-3   弓形纹和箕形纹(右手)

的桡侧(拇指侧)则称为桡箕(radial loop,L^r,图 23-3D)。

（3）斗形纹(whorl,W)：有两个或更多的三叉点,按嵴线花纹的不同,主要可分为以下几种：

1）简单斗(simple whorl,W^s)：嵴线呈同心圆或螺旋形排列(图 23-4A)。

2）囊状斗(central pocket whorl,W^cp)：在一个箕内包含一个很小的斗(图 23-4B)。

3）双箕斗(double loop whorl,W^d)：由两个箕形纹组成(图 23-4C)。

4）复合斗(accidental whorl,W^a)：由两个或更多的图像组成,如 1 个箕和 1 个斗,3 个箕或其他特异的形式联合而成(图 23-4D)。

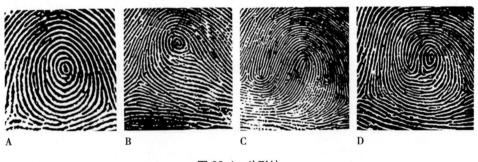

图 23-4   斗形纹

与正常人相比,21-三体综合征(先天愚型)患者的手指箕形纹增多,特别是尺箕比例高;18-三体综合征患者的手指弓形纹比例增高,80% 患者有 7 个以上手指为弓形纹(正常人仅约 1%);克兰费尔特综合征(Klinefelter syndrome)患者也是弓形纹增加;13-三体综合征患者的桡箕和弓形纹比例显著增高;特纳综合征(Turner syndrome)(45,X)患者的拇指有大斗形纹。

请标记 10 个指纹的纹心和三叉点。然后,判断 10 个指纹的指端纹型,并记录在每个指纹的下方。

2. **指端嵴线计数**   对于箕形纹来说,用铅笔将其纹心与三叉点连一条直线,通过这一线段的嵴线数(连线的两点不计),即为其指端嵴线数(图 23-5A)。弓形纹无三叉,所以嵴线数为 0。斗形纹有 2 个三叉,对于一般的斗形纹,将 2 个三叉分别与纹心连线,计数通过这两条线段的嵴线数,以较大的得数作为该指纹的指端嵴线数(图 23-5B)。而对于双箕斗,其

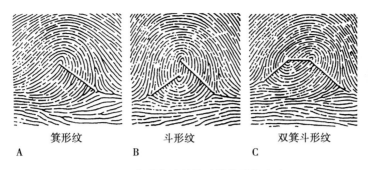

箕形纹　　　　　　　　斗形纹　　　　　　双箕斗形纹
A　　　　　　　　　　　B　　　　　　　　　　　C

图 23-5　各种指纹的指端嵴线计数方法

有两个纹心和两个三叉点,分别连接各自的纹心和三叉点,再连接两个纹心,三条线段通过的嵴线数之和除以 2,即为该指纹的指端嵴线数(此双箕斗嵴线计数方法为中国遗传学会皮纹研究协作组统一计数方法)(图 23-5C)。将十个手指嵴线数相加,其总和称为指端嵴线总数(total finger ridge count,TFRC)。

与正常人相比,21-三体综合征、18-三体综合征、13-三体综合征和 Klinefelter 综合征的 TFRC 均明显降低,而 Turner 综合征的 TFRC 则明显增加。

请将每个指纹的纹心和三叉点连成直线,计数其指端嵴线数,并将所得数字记录在的每个指纹的上侧。然后,将 10 个手指的指端嵴线数相加,得到指端嵴线总数,记录于纸上。

(三) 掌纹观察

掌纹中,在示指、中指、环指和小指基部各有 1 个三叉点,分别计为 a、b、c 和 d。大鱼际区,位于拇指的下方。小鱼际区,位于小指的下方。(图 23-6)

1. a-b 嵴线数　在三叉点 a 和 b 之间连线,通过这一线段的嵴线数,称为 a-b 嵴线数(图 23-7)。

请标出左、右手掌纹的 a、b、c、d 4 个三叉点位置;然后,将三叉点 a 和 b 连线,计数 a-b 嵴线数,并记录在纸上。

2. 轴三叉和 atd 角　在手掌基部,大、小鱼际区之间,接近腕关节横褶线附近有 1 个三叉点,称为轴三叉(axial triradius,t)。由 a、t、d 连线所形成的夹角即 atd 角。如有 2 个或 2 个以上 t 点,取远端 t 点。atd 角的大小可以反映轴三叉位置,atd 角越大,则轴三叉的位置越高、离腕关节横褶线越远。若 atd 角小于 45°,

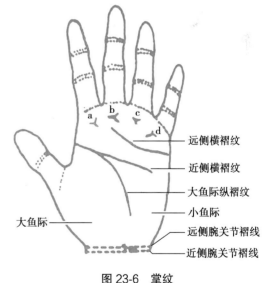

远侧横褶纹
近侧横褶纹
大鱼际纵褶纹
小鱼际
远侧腕关节褶线
近侧腕关节褶线
大鱼际

图 23-6　掌纹

轴三叉以 t 表示;若 atd 角在 45°~56°之间,轴三叉以 t′表示,多见于 21- 三体综合征患者;若 atd 角大于 56°,轴三叉以 t″表示,多见于 13-三体综合征患者(图 23-8)。

请标出轴三叉 t 点,将轴三叉点 t 和 a 点、d 点分别连线,测量 atd 角的大小,并记录在纸上。

3. 掌部真实花纹　掌部真实花纹是指在手掌的大鱼际区、小鱼际区或指间区出现的斗

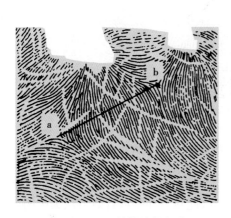

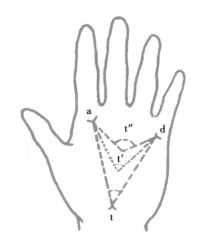

图 23-7　a-b 嵴线计数方法　　　　　图 23-8　轴三叉和 atd 角

形纹或箕形纹。

　　观察掌部是否有真实花纹,如有,请标注出来。

　　4. 手掌褶纹　手掌褶纹是指手掌的关节弯曲活动处明显可见的褶线,它虽不属于皮肤纹理,但其变化在某些遗传病诊断中有一定价值。普通人手掌中一般有三条大褶纹:远侧横褶纹、近侧横褶纹和大鱼际纵褶纹(图 23-6)。远侧横褶纹和近侧横褶纹一般不相连。有时远侧横褶纹和近侧横褶纹连接成一条单一的褶线横贯全掌,称为猿线(simian crease),又称为通贯线,俗称通贯手。然而有时两条横褶纹相接的程度不同,可分为各种变异型(图 23-9)。

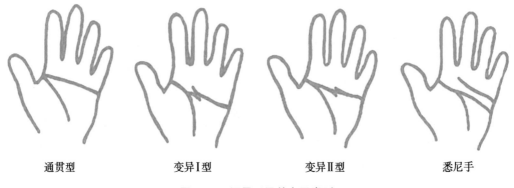

通贯型　　　　　变异Ⅰ型　　　　　变异Ⅱ型　　　　　悉尼手

图 23-9　通贯手及其变异类型

　　猿线在我国正常人群中发生率为 3.53%~4.87%,而在染色体病患者双手的出现率则比正常人高 10~30 倍。大约一半的 21-三体综合征和 13-三体综合征患者有猿线,18-三体综合征患者多有猿线,Turner 综合征患者中猿线的比例也较正常人更高。

　　请观察手掌褶纹类型,如为通贯型,则标注于掌纹处。

五、作业与思考题

　　1. 在一张 8 开的白纸上印取自己的左、右手掌纹和十指的指纹,并进行指纹和掌纹分析,包括指纹的三叉点、纹心、指端纹型、指纹嵴线数、指纹嵴线数总数,掌纹的三叉点(a、b、

c、d、t)、a-b 嵴线数、atd 角、掌部真实花纹、手掌褶纹类型。

2. 完成表 23-1 的填写。

表 23-1　本人掌纹情况

姓名：　　　　性别：　　　　民族：　　　　学号：

斗形纹数目	箕形纹数目		弓形纹数目	TFRC	a-b 嵴线数	atd 角	掌部真实花纹数目及位置	通贯手数目及位置
	尺箕	桡箕						

（龙　莉）

实验二十四　人类 ABO 血型检测和遗传学分析

一、实验目的

1. **掌握**　调查人类 ABO 血型的方法，ABO 血型的遗传方式，ABO 血型基因频率的计算方法。

2. **熟悉**　运用遗传学的基本规律解释人类 ABO 血型的遗传现象。

二、实验原理

人类 ABO 血型是一种单基因遗传性状，是人类红细胞血型系统的一种，受控于 9q34.2 的一组复等位基因（I^A、I^B、i）。人类的红细胞表面有 A 和 B 两种抗原，血清中有抗 B（β）和抗 A（α）两种天然抗体，根据不同个体的抗原和抗体的不同，可将人类的血型分为 A、B、AB、O 四种血型，见表 24-1。

表 24-1　ABO 血型系统及其遗传特征

表现型（血型）	基因型	红细胞膜上的抗原	血清中的天然抗体
A	I^AI^A 或 I^Ai	A	抗 B（β）
B	I^BI^B 或 I^Bi	B	抗 A（α）
AB	I^AI^B	A 和 B	—
O	ii	—	抗 A（α）和抗 B（β）

由于 A 抗原只能和抗 A 抗体结合，B 抗原只能和抗 B 抗体结合，因此，可以用已知 A 型标准血清（即 A 型人的血清，又称抗 B 血清）和 B 型标准血清（即 B 型人的血清，又称抗 A 血清）来鉴定未知血型。一种血液其红细胞在 A 型标准血清凝聚而在 B 型标准血清中不凝聚者为 B 型，在 B 型标准血清凝聚而在 A 型标准血清中不凝聚者为 A 型，在两种标准血清中都凝聚者为 AB 型，在两种标准血清中都不凝聚者为 O 型（图 24-1）。

三、实验器材与用品

1. **样本** 人耳垂或指端血 1~2 滴。
2. **试剂** A 型标准血清(即抗 B 血清)、B 型标准血清(即抗 A 血清)、75% 医用酒精、0.90% 生理盐水。
3. **器材** 双凹玻片(或普通载玻片)、消毒棉签、一次性无菌采血针、无菌吸管、青霉素小瓶、普通吸管、牙签、普通光学显微镜。

注意:本实验方法不能检测 ABO 血型的亚型和孟买血型,不能作为输血的依据。

四、实验步骤与方法

ABO 血型的检测方法有试管法和玻片法。试管法的优点是灵敏,较少发生假凝聚;玻片法的优点是简便易行,但玻片法如控制不好,易发生不规则的凝聚现象。本实验采用玻片法,具体操作步骤如下。

1. **标记** 取一洁净的双凹玻片(或用普通载玻片,用蜡笔画出方格),两端上角分别用记号笔或胶布注明"抗 B 血清"和"抗 A 血清"及受试者姓名。

2. **加标准血清** 分别用普通吸管吸取"抗 B 血清"和"抗 A 血清"各一滴,滴入相应双凹玻片的凹面(或普通载玻片的方格)内。

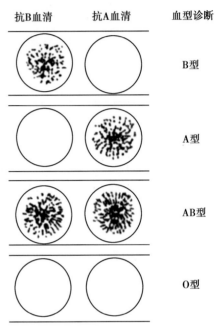

图 24-1 人类 ABO 血型检测模式图

3. **采血** 用消毒棉签蘸 75% 医用酒精消毒受试者的耳垂或指端皮肤,待消毒液干后,用无菌的采血针刺破皮肤,在破口附近用手指挤压使血滴涌出,用无菌吸管吸取 1~2 滴血加入盛有 0.3~0.5ml 生理盐水的青霉素小瓶中,用吸管轻轻吹打成约 5% 的红细胞生理盐水悬浊液。

4. **加血样** 在每一玻片的凹格(或方格)内分别滴一滴制好的红细胞悬浊液,然后立即用牙签搅拌混匀。

5. **观察和记录** 在室温下隔数分钟轻轻晃动玻片几次,以加速凝聚,等 10~30min 后观察有无凝聚现象。若混匀的血清保持为红细胞悬浊液状态,且无颗粒出现,则表明无凝聚现象;若混匀的血清逐渐变为透明状并伴随有颗粒出现,即红细胞聚集成簇,则表明有凝聚现象(图 24-1、图 24-2)。若凝聚颗粒较小肉眼观察难以判断时,可用显微镜在低

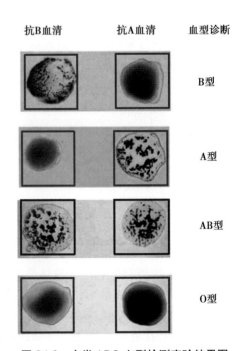

图 24-2 人类 ABO 血型检测实验结果图

倍镜下观察判断(图 24-3)。记录实验结果,判断受试者的血型。

6. **统计和计算**　以班级为单位,统计人类 ABO 血型的表现型与基因型的人数,并计算出相关基因的频率。基因频率(gene frequency)是指群体中某特定等位基因(allele)数量占该基因座(locus)全部等位基因总数的比率,反映该等位基因在这一群体中的相对数量,其计算原理和方法参见理论课教材《群体遗传学》的相关章节。

显微镜下红细胞悬浊液　　显微镜下红细胞聚集成簇

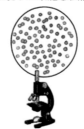 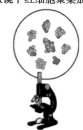

图 24-3　显微镜下观察人类红细胞凝聚现象示意图

五、作业与思考题

以班级为单位,列表统计各种性状的表现型及基因型人数,计算出相应的基因频率,填写表 24-2。

表 24-2　ABO 血型的调查和基因频率的计算

调查项目	基因型(表现型)	人数	基因型(表现型)	人数	基因型(表现型)	人数	基因型(表现型)	人数	I^A 基因频率 p	I^B 基因频率 q	i 基因频率 r
ABO 血型	I^AI^A 或 I^Ai (A 型)		I^BI^B 或 I^Bi (B 型)		I^AI^B (AB 型)		ii (O 型)				

附:基因频率计算方法。

设群体已达遗传平衡,有$[O]=R=r^2$,得$r=\sqrt{R}$,而$R=n_1/N$。

(注:[ ]表示频率,[O]表示 O 型血的频率,[A]表示 A 型血的频率。R 表示 ii 的基因型频率,n_1=O 型血的人数,N= 总人数。p、q、r 分别表示 I^A、I^B、i 的基因频率。)

又$[A]+[O]=p^2+2pr+r^2=(p+r)^2$,得$p+r=\sqrt{[A]+[O]}$,可计算出 $p+r$ 和 p。

又 $p+q+r=1$,可计算出 q。

六、试剂配制与存放

1. **0.90% 生理盐水**　参见实验三"试剂配制与存放"。

2. **75% 医用酒精**　商品化产品,置于阴凉、干燥、通风处避光保存。

(陈元晓)

实验二十五　三体综合征的产前诊断

一、实验目的

1. **掌握**　结合理论课知识,总结三体综合征的类型、症状和产生原因。

2. **熟悉**　结合理论课知识,查阅文献总结不同三体综合征的产前诊断方法和适用人群。

3. 了解　培养学生自主学习的能力和自由探索的精神。

二、实验原理

三体综合征是指个体由于染色体组中的某染色体有 3 条(而不是正常的 2 条)而导致的染色体病。常见的常染色体三体综合征有 21-三体综合征,18-三体综合征和 13-三体综合征。常见的性染色体三体综合征有 XXX 综合征、XXY 综合征和 XYY 综合征。多数三体综合征患儿生存率低、存活期短,且生长发育迟缓,具有不同程度的智力低下,常伴有多发畸形及先天性心脏病等疾病,因此,三体综合征的产前筛查及诊断对于优生优育具有非常重要的意义。其中,21-三体综合征是最常见的三体综合征,又称唐氏综合征,其发病率高,造成的社会负担重,是产前诊断重点检测的病种之一。

产前诊断(prenatal diagnosis)又称出生前诊断(antenatal diagnosis)或宫内诊断(intrauterine diagnosis),是用一些专门的方法对可能生育或已生育过有遗传病的患儿的孕妇进行孕期胎儿性别、染色体、发育状态和健康状况等检测,通过选择性流产,预防遗传病患儿的出生。产前诊断的适应证包括:①夫妇之一有染色体畸变,特别是平衡易位携带者,或生育过染色体病患儿的夫妇;②35 岁以上的孕妇;③曾生育过某种单基因遗传病患儿的孕妇;④夫妇之一有明显致畸因素的接触史;⑤曾生育过先天畸形(尤其是神经管畸形)的孕妇;⑥有习惯性流产的孕妇;⑦羊水过多的孕妇;⑧近亲结婚的孕妇等。目前,常用的产前诊断方法包括:病史采集、家系分析、实验室血清生化检测、染色体检测、B 超检查、羊膜穿刺术、绒毛取样法、脐带穿刺术、无创产前基因检测(non-invasive prenatal testing,NIPT)等。

三、实验步骤与方法

1. 查阅某种三体综合征(如 21-三体综合征)的产前诊断方法,总结每种产前诊断方法的最适检查时间和优缺点。

2. 以实验小组为单位,查阅文献资料、医院病历或做社会调查,选择 1 例遗传咨询实例,设计相应的产前诊断方案。

四、作业与思考题

将实验小组成员集体总结的三体综合征检测方法及实例诊断方案做成 PPT 进行讲解。

(陈元晓)

第三部分 开放性实验

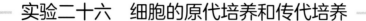

实验二十六 细胞的原代培养和传代培养

一、实验目的

1. 掌握原代培养和传代培养的常用方法和步骤。
2. 熟悉体外培养细胞的形态特征和生长特点。
3. 了解细胞培养过程中的无菌操作要领。

二、实验原理

细胞培养(cell culture)是指在无菌条件下从供体中取出某种器官、组织或细胞后,在体外模拟体内生理环境,维持其生存与代谢,使其继续生长、繁殖和传代的过程。细胞培养分为原代培养(primary culture)和传代培养(secondary culture)。原代培养是指直接从供体取得组织细胞后的首次培养,是建立细胞系的初始步骤。当原代培养的细胞增殖到一定密度后,会因细胞密度过大或生存空间不足,发生营养障碍而影响其继续生长,此时需要及时更新换代。将原代细胞消化分离并按一定比例稀释后分瓶扩大培养的过程就是传代培养,传代的累积次数即为细胞的代数。各种动物或人体细胞体外培养的时间长短不同,各有一定存活期限,但当细胞在传代过程中发生特异性转变,可无限期传代培养,如海拉细胞(HeLa cell)。

由于原代培养的细胞刚刚离体,生物学特性与体细胞接近,故广泛应用于临床药物实验研究。例如,用从手术中切除的肿瘤细胞进行原代培养,然后用该培养细胞进行抗癌药物的筛选,根据肿瘤细胞对加入的化疗药物的敏感性来帮助选择最有效的化疗方案。原代培养有两种最常用的方法:组织块法和消化法。组织块法是以刚刚离体的、有旺盛生长活力的组织作为实验材料,将其剪成小块组织接种在培养瓶中,大约24h后可见细胞从已贴壁的组织块四周游离出来继续生长。组织块法操作简便,特别是对于一些来源有限、数量较少的组织,宜首选此法培养细胞。消化法除了将离体组织剪成小块以外,还要用酶将组织中妨碍细胞生长的间质(基质、纤维等)加以消化,使组织中结合紧密的细胞彼此失联和相互分离,形成含单细胞或细胞团的悬液。单细胞或细胞团接种在培养基后更易从外界吸收营养和排出代谢产物,短时间内可大量繁殖、生长成片。各种酶作为消化剂的机制各不相同。在原代培养中,对于一些间质少、较软的组织,如上皮、肺、肝组织等,选择胰蛋白酶作为消化剂效果较好;对于纤维性组织和一些较硬的癌组织,宜使用胶原酶消化。

81

传代细胞类型不同,其传代的方法也有差异。大多数贴壁细胞的传代,主要采用消化法传代。常以 0.25% 胰蛋白酶溶液作为消化剂,使贴壁细胞脱离培养瓶的底面且细胞间彼此分离,然后进行稀释、再培养。而悬浮细胞的传代过程相对较简单,直接吹打或离心后,即可传代。

细胞培养作为医学和生物学研究最常用的手段之一,也是一种程序复杂、条件要求严格的实验技术。细胞的体外培养过程易受温度、pH 值、渗透压、气体环境、生长因子等诸多因素的影响,因此,细胞培养所需的实验材料、试剂、器皿等都要严格规范进行清洗、消毒和灭菌,防止污染、严格无菌操作是细胞培养成功的关键。

三、实验器材与用品

1. 样本　新生乳鼠、人外周静脉血。

2. 试剂　75% 医用酒精、PBS(pH=7.4)、青霉素-链霉素混合液、DMEM 或 1640 培养基(含 10%FBS)、0.25% 的胰蛋白酶溶液、3% 明胶溶液或 6% 右旋糖酐溶液。

3. 器材　超净工作台,倒置显微镜,恒温培养箱,恒温水浴箱,离心机,高压蒸汽灭菌锅。酒精灯,平皿,手术直剪、手术镊、眼科弯剪、眼科镊,5ml 青霉素小瓶,吸管(直头、弯头),移液管,25ml 培养瓶(方形、圆形),20ml 三角瓶,不锈钢筛(100 目),离心管,10ml 试管,细胞计数板、无菌纱布塞。

四、实验步骤与方法

(一) 细胞的原代培养

1. 组织块培养法

(1) 准备:将已消毒的实验所需物品准备齐全后置于超净工作台,开紫外灯消毒 20~30min。操作者用洗手液洗手,用 75% 医用酒精擦拭双手至肘部。

(2) 取材:乳鼠用颈椎脱白法处死,立即放入 75% 医用酒精中浸泡约 3s,消毒后转移至超净工作台内的无菌平皿中。

(3) 处理:用手术剪、手术镊打开腹腔,换眼科剪、眼科镊取出肺组织。用 PBS 漂洗 2~3 次,去除血污和结缔组织,置于青霉素小瓶中剪切成 1mm³ 大小的组织块。若怀疑组织可能污染,可预先置于含有青霉素-链霉素混合液中处理 30~60min。

(4) 接种:用弯头吸管分吸若干组织块接种在方形培养瓶底部,彼此的间距以 0.5cm 为宜,25ml 的培养瓶底可摆布 15~20 个组织块。

(5) 加液:轻轻翻转培养瓶使瓶底朝上,注意勿使组织块流开。吸取 3~4ml 含血清的培养基加入培养瓶,盖紧瓶塞,置于 37℃恒温培养箱培养 2h 左右(勿超过 4h)。

(6) 培养:待组织块略显干涸并贴紧瓶壁后,小心将培养瓶翻转过来,使培养基慢慢覆盖组织块,置培养箱中静止培养。3d 后开始观察,待细胞从组织块周围游出数量增多后,再补加 1ml 左右的培养基。

2. 消化培养法

(1) 准备、取材、处理同组织块培养法。

(2) 消化:加入比组织块多 5~8 倍的胰蛋白酶液,混匀后盖紧瓶塞置于 37℃恒温水浴箱中消化 10~20min,消化时每隔 5min 摇瓶一次,也可用电磁恒温搅拌器消化。消化时间依组织块的大小和组织的硬度而定,当发现消化液变得较为浑浊时,可用吸管吸出少许消化液在镜下观察,如组织已分散成细胞团或单个细胞,应立即加入培养液终止消化。

（3）过滤:消化完毕后,随即用100目不锈钢筛滤掉未得到充分消化的组织块,滤液装入离心管。

（4）离心:以500~1 000r/min低速离心5min。吸弃含胰蛋白酶的上清液,加入2~3ml含血清的培养基,轻轻混匀。

（5）接种:用细胞计数板计数,如细胞悬液细胞密度过大,可补加培养基调整细胞密度至 10^5/ml。以1ml细胞悬液加入3ml新鲜培养基的比例分装于方形培养瓶中,调节pH值。多数细胞的pH要求在7.2~7.4范围,培养液呈橘红色。若颜色偏黄,说明液体变酸,可用 $NaHCO_3$ 溶液调整。

（6）培养:培养瓶放入37℃恒温培养箱培养,如用 CO_2 浓度为5%的培养箱培养,瓶口需用无菌纱布棉塞堵塞或螺旋帽旋紧螺口后再旋松半圈。纱布塞易生霉菌,每次换液时需要换新塞。

（二）细胞的传代培养

1. 贴壁细胞的传代培养　当原代培养瓶的小鼠肺细胞已经长成致密单层时即可进行传代。

（1）取材:取出原代培养瓶,置于超净工作台。倒去培养瓶的全部培养液,加入适量的PBS,轻轻晃动,清洗残留在细胞表面的培养液,小心倒去。

（2）消化:往培养瓶中加入适量的0.25%的胰蛋白酶,量以覆盖瓶底为宜。轻轻晃动培养瓶,使消化液湿润整个细胞单层。翻转培养瓶用肉眼观察细胞单层面,当发现细胞单层出现针孔间隙,快速小心倒去消化液。消化是此步的关键,如果未见针孔间隙,说明消化程度不够,可延长消化时间;如果发现细胞已经出现流沙般脱落,说明消化过度,不能倒弃消化液,进入制备细胞悬液一步操作。

（3）终止消化:向培养瓶中加入适量的PBS,轻轻晃动培养瓶,小心倒去,同操作洗涤1~2次后,加入含血清的1640培养基3~4ml终止消化。

（4）制备悬液:用吸管吸取培养瓶中的培养基,反复冲击瓶底的细胞,直至全部贴壁细胞被冲下和分散,停止吹打。轻轻吹匀,制成细胞悬液。

（5）离心:将细胞悬液收集于5ml离心管中,以800~1 000r/min离心10min,弃上清液。

（6）贴壁培养:沉淀细胞用含10%血清的培养液重悬,计数调整细胞约 10^5/ml,重悬液按1:2或1:3的比例分装于新的方形培养瓶中。盖好瓶塞,轻轻摇匀后置于37℃培养箱中培养。

2. 悬浮细胞的传代培养　本实验以人外周血淋巴细胞为例,介绍悬浮细胞的传代培养方法。

（1）取材:抽取人静脉血,加入含抗凝剂的试管中。取抗凝静脉血加入等量3%明胶溶液或6%右旋糖酐溶液中,混匀。

（2）分离:将试管直立静置于室温或37℃恒温培养箱中30~60min,利用明胶与红细胞的黏合作用,促使红细胞快速下沉,而白细胞则留在明胶溶液中。

（3）纯化:用吸管吸取富含淋巴细胞的上层液(白细胞层),移入另一10ml试管。加入无 Ca^{2+}、Mg^{2+} 的PBS,混匀,以800~1 000r/min离心10min,弃上清液。同样操作再洗涤两次。

（4）悬浮培养:沉淀细胞用含10%血清的培养液重悬,计数调整细胞为约 10^5/ml,将重悬液按1:2或1:3的比例分装于新的培养瓶中。(图26-1)

五、作业与思考题

1. 写出组织块培养法的实验步骤、操作要求及注意事项。

2. 在消化法传代培养中,使用胰蛋白酶有哪些优缺点?

3. 在传代培养过程中,消化液的作用时间与哪些因素有关? 消化时间过长对细胞培养有何影响?

六、试剂配制与存放

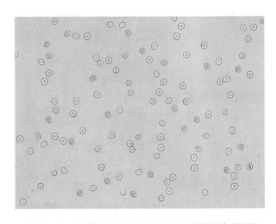

图 26-1　人外周血淋巴细胞悬浮培养(高倍镜)

1. PBS(pH=7.4)　称取 NaCl 8.0g、KCl 0.2g、Na$_2$HPO$_4$ 1.44g、KH$_2$PO$_4$ 0.24g,加蒸馏水至 1 000ml,调节 pH 至 7.4(用 Na$_2$HPO$_4$ 或 HCl 调节),灭菌后 4℃冰箱保存。

2. 0.25% 的胰蛋白酶溶液　称取胰酶 0.25g 加入 100ml PBS 中,低速搅拌,4℃过夜。配好的胰酶溶液要在超净台内用注射滤器(0.22μm 微孔滤膜)抽滤除菌。用移液枪分装到冻存管中,-20℃冰箱保存以备使用。对于难消化的细胞,可在上述配方中,加入 0.02g 的 EDTA(0.02%),以增加消化效果。

3. 3% 明胶溶液(黏度为 25Pa·s 以上)　称取明胶 0.15g,加入 0.90% 生理盐水 5ml,置于沸水浴加热溶解,分装,高压蒸汽 115℃灭菌 15~20min,4℃冰箱保存。

(晏　彪)

实验二十七　石蜡切片制作与 HE 染色

一、实验目的

1. 掌握石蜡切片制作的方法。
2. 掌握 HE 染色方法。
3. 熟悉 HE 染色原理。

二、实验原理

石蜡切片是组织学中最常用的制片技术。由于活的细胞或组织多为无色透明,各种组织间和细胞内各种结构之间均缺乏反差,在一般光镜下不易清楚区分,而且组织离开机体后很快就会死亡,失去原有正常结构。因此,组织要经固定、脱水后包埋于石蜡内使其变硬,随后切成薄的组织切片,再根据实验目的进行染色以观察正常组织细胞的形态结构,或用于观察及判断组织细胞的病理学变化。

苏木精-伊红染色法(hematoxylin-eosin staining)简称 HE 染色,是组织切片最常用的染色方法。这种方法利用了两种不同的染料:苏木精和伊红。苏木精是碱性染料且带正电荷,细胞核中 DNA 链上的磷酸基团呈酸性,带负电荷,两者很容易以离子键相互结合。苏木精在碱性溶液中呈蓝色,所以细胞核被染成蓝紫色。而伊红是酸性染料,在水中被离解成带负电荷的阴离子,当染液 pH 小于细胞质中蛋白质的等电点时,蛋白质带较多正电荷,可以被伊红染成不同程度的红色或粉红色。这样经苏木精染色后,细胞核着清晰的蓝紫色,胞质中的其他成分脱色;再利用伊红使细胞质和细胞外基质中的成分着红色,就可以清楚地显示组织细胞的形态特征。通过 HE 染色,可以在显微镜下观察到细胞核和细胞质的鲜明对比,从而更好地理解细胞的形态结构和组织结构。这对于评估组织细胞的病理学变化等方面具有重要意义。

三、实验器材与用品

1. **样本**　6~8 周龄的健康小鼠。
2. **试剂**　10% 甲醛溶液(福尔马林)、苏木精染液、伊红染液、去离子水、1% 盐酸乙醇溶液、梯度乙醇溶液、二甲苯、乙醇二甲苯、石蜡、中性树胶、蛋白甘油粘贴剂。
3. **实验器材**　普通光学显微镜、石蜡包埋机、切片机、蜡杯、载玻片、盖玻片、染色缸。

四、实验步骤与方法

(一) 石蜡切片制备
1. **取材**　颈椎脱臼法处死小鼠,立刻切取甲状腺组织。
2. **固定**　组织快速放于 10% 甲醛溶液中,固定时间为 2~24h(视组织块大小而定),使组织、细胞的蛋白质变性凝固,以防细胞死后自溶或细菌的分解,保持细胞本来的形态结构。
3. **冲洗**　组织块自固定液取出后,需立即冲洗,除去全部固定液。
4. **脱水**　为了减少组织收缩,脱水过程从低浓度乙醇开始,将组织块依次浸入 70% 乙醇溶液、80% 乙醇溶液、95% 乙醇溶液Ⅰ、95% 乙醇溶液Ⅱ、100% 乙醇Ⅰ、100% 乙醇Ⅱ脱水,每步 1~2h。
5. **透明**　将脱水后组织块依次经乙醇二甲苯(无水乙醇与二甲苯按 1:1 体积比配制)、二甲苯Ⅰ、二甲苯Ⅱ处理,每步 0.5~2h,至组织透明为止。
6. **浸蜡**　将透明的组织块依次放入蜡杯Ⅰ→ 蜡杯Ⅱ→ 蜡杯Ⅲ,浸蜡时间视材料大小而定,一般总浸蜡时间为 2~4h,使石蜡充分浸入组织内部。
7. **包埋**　使用石蜡包埋机进行包埋。设置温度,让包埋蜡温度处于 65℃左右。取出包埋框,将融化的石蜡倒入包埋框内,再将浸蜡后的组织块放入包埋框内,石蜡冷却后变成固体。当包埋块表面出现凝固时,迅速将它放入水中,然后取出蜡块,削去周边的余蜡,保存备用。
8. **切片与贴片**　切片前先修整蜡块,切去组织周围多余的石蜡,一般留下 2~4mm 宽度的蜡边为宜。将蜡块放在切片机固定装置上,调整蜡块与刀片至合适位置。先粗切标本,直至组织面暴露完整;调整切片厚度至 4~6μm,再连续切出所需蜡带。待蜡带中的组织展平后,将切片贴在涂有蛋白甘油粘贴剂的载玻片上,晾干。
(二) HE 染色
1. **脱蜡**　切片依次浸入二甲苯Ⅰ、二甲苯Ⅱ各 10min,以除去石蜡。
2. **水化**　切片依次浸入 100% 乙醇Ⅰ(5min)→ 100% 乙醇Ⅱ(5min)→ 95% 乙醇溶液(5min)→ 90% 乙醇溶液(5min)→ 85% 乙醇溶液(5min)→ 80% 乙醇溶液(5min)→ 70% 乙醇溶液(5min),以除去二甲苯。蒸馏水冲洗 5min,以除去乙醇。

3. **苏木精染色**　切片浸入苏木精染液染色 5~10min。

4. **分色**　流水洗去切片上染液,浸入 1% 盐酸乙醇溶液中分色片刻。镜检控制,直到细胞核及核内染色质清晰为止。

5. **伊红染色**　水洗切片上多余苏木精染液,浸入伊红染液染色 1~5min。

6. **脱水**　依次经 70%、85%、95%、100% 乙醇脱水,各步时间为 2~5min。由于在 95% 以下浓度的乙醇溶液中伊红易脱色,应适当缩短时间。

7. **透明**　将脱水后切片经二甲苯Ⅰ、二甲苯Ⅱ依次处理,共约 10min。

8. **封片**　擦去切片周围多余二甲苯,切勿干涸,迅速滴加适量中性树胶,再加盖玻片封固。

9. **镜检**　光学显微镜下镜检,可观察到细胞核染成蓝紫色,胞质染成粉红色(图 27-1)。

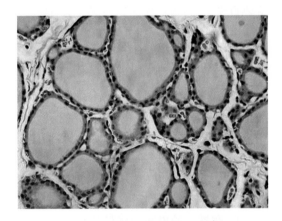

图 27-1　甲状腺组织 HE 染色

五、作业与思考题

请写出本实验中你认为影响结果的关键因素,并简述理由。

六、试剂配制与存放

1. **苏木精染液**　先用蒸馏水 200ml 加热硫酸铝钾,用 10ml 无水乙醇溶解 1g 苏木精,倒入已溶解硫酸铝钾中,沸腾 1min,冷却,慢慢加入氧化汞 0.5g,继续加热至粉红色,过滤。过滤后每 100ml 加冰醋酸 5ml,室温保存。

2. **伊红染液**　称取伊红 1g 加入 100ml 蒸馏水,混匀后过滤,室温保存。

3. **1% 盐酸乙醇分色液**　1ml 浓盐酸加入 99ml 的 70% 乙醇溶液,混匀,室温保存。

(武　阳)

实验二十八　细胞凋亡的 Hoechst 33258 染色检测

一、实验目的

1. 掌握 Hoechst 33258 染色检测原理和方法。
2. 熟悉细胞凋亡检测方法。
3. 了解凋亡细胞的特征性形态学变化。

二、实验原理

细胞凋亡(apoptosis)是细胞的一种基本生物学现象,是细胞在一定的生理或病理条件下,遵循自身的程序,由基因决定的主动性死亡过程。细胞凋亡在去除多细胞生物中不需要的或异常的细胞方面起着至关重要的作用,在生物体的进化、内环境的稳定及多个系统的生长发育中也发挥着重要作用。细胞凋亡的失调,即不恰当的激活或抑制,也会导致疾病,如各种肿瘤、心血管疾病以及自身免疫病等。

细胞凋亡呈现的特征性形态学变化,主要包括细胞皱缩、染色质凝集、凋亡小体形成、细胞骨架解体等,其中以胞核的变化最为显著;细胞凋亡过程中细胞核染色质的形态学改变分为三期:Ⅰ期的细胞核呈波纹状(rippled)或呈折缝样(creased),部分染色质出现浓缩状态;Ⅱa 期细胞核的染色质高度凝聚、边缘化;Ⅱb 期的细胞核裂解为碎块,产生凋亡小体。细胞凋亡时细胞的生化改变具有复杂性和多样性,包括 DNA 片段化、多种蛋白酶控制失调、胞质 Ca^{2+} 持续升高、pH 变化、线粒体膜势能改变等。

细胞凋亡的主流检测方法包括电子显微镜检查、流式细胞检测、磷脂酰丝氨酸外翻分析(annexin V 法)、线粒体膜势能检测、DNA 片段化检测等,一般以细胞核染色质的形态学改变作为检测细胞凋亡最可靠的方法之一。常用的 DNA 特异性荧光染料有:Hoechst 33342、Hoechst 33258、DAPI。三种染料与 DNA 的结合均是非嵌入式的,主要结合在 DNA 的 A-T 碱基区。Hoechst 33258 染液可直接用于固定细胞或组织的细胞核染色,也可直接用于活细胞或组织的细胞核染色。Hoechst 33258 和双链 DNA 结合后,最大激发波长为 352nm,最大发射波长为 461nm。在紫外光激发时,凋亡细胞中 Hoechst-DNA 发出亮蓝色荧光。

三、实验器材与用品

1. **样本**　体外培养的贴壁或悬浮细胞、小鼠组织切片。

2. **试剂**　1mg/ml Hoechst 33258 染液、70% 乙醇溶液、抗荧光淬灭封片液、4% 多聚甲醛固定液、6mmol/L PBS、0.90% 生理盐水。

3. **器材**　恒温培养箱、荧光正置显微镜、培养皿(直径 30mm,动物细胞用)、1.5ml 离心管、六孔板、载玻片、盖玻片、胶头吸管、擦镜纸。

四、实验步骤与方法

(一)贴壁细胞的 Hoechst 33258 染色

1. 取洁净盖玻片在 70% 乙醇溶液中浸泡 5min 或更长时间,无菌超净台内吹干或用无菌的 PBS 或 0.90% 生理盐水等溶液洗涤 3 遍,再用细胞培养液洗涤 1 遍。将盖玻片置于六孔板内,接种细胞培养过夜。

2. 污染物暴露或药物刺激细胞发生凋亡后,吸尽培养液,加入 0.5ml 固定液,固定 10min 或更长时间(可 4℃过夜)。

3. 弃去固定液,用 PBS 或 0.90% 生理盐水洗 2 遍,每次 3min,吸尽液体。洗涤时宜用摇床,或手动晃动。

4. 加入 0.5ml Hoechst 33258 染液,染色 5min。染色期间也可手动轻轻晃动数次。

5. 弃去染液,用 PBS 或 0.90% 生理盐水洗 2 遍,每次 3min,吸弃液体。洗涤时宜用摇床,或手动晃动。

6. 滴一滴抗荧光淬灭封片液于载玻片上,盖上贴有细胞的盖玻片,让细胞接触封片液,尽量避免气泡。

7. 调整荧光激发波长 350nm,发射波长 460nm,直接在荧光显微镜下观察。

(二)悬浮细胞的 Hoechst 33258 染色

1. 离心收集细胞样品于 1.5ml 离心管内,加入 0.5ml 固定液,缓缓冲悬起细胞,固定

10min 或更长时间(可 4℃过夜)。

2. 离心去固定液,用 PBS 或 0.90% 生理盐水洗 2 遍,每次 3min。洗涤期间手动晃动数次。

3. 离心后吸去大部分液体,保留约 50μl 液体,再缓缓冲悬起细胞,滴加至载玻片上,尽量使细胞分布均匀。

4. 微晾干,使细胞贴在载玻片上不易随液体流动。

5. 均匀滴上 0.5ml Hoechst 33258 染液,染色 5min。用吸水纸从边缘吸去液体,微晾干。

6. 弃去染液,用 PBS 或 0.90% 生理盐水洗 2 遍,每次 3min,吸尽液体。洗涤时宜用摇床,或手动晃动。

7. 滴一滴抗荧光淬灭封片液于载玻片上,盖上一洁净的盖玻片,尽量避免气泡。

8. 调整荧光激发波长 350nm,发射波长 460nm,直接在荧光显微镜下观察。

(三) 组织切片的 Hoechst 33258 染色

1. 组织常规包埋切片后,根据切片的不同类型,经脱蜡、透明、处理至可以用于免疫组化染色。

2. 用 PBS 或 0.90% 生理盐水洗 2 遍,每次 3min,吸尽液体。洗涤时宜用摇床,或手动晃动。

3. 加入 0.5ml Hoechst 33258 染液,染色 5min。宜用摇床,或手动晃动数次。

4. 弃去染液,用 PBS 或 0.90% 生理盐水洗 2 遍,每次 3min,吸尽液体。

5. 切片上滴加一滴抗荧光淬灭封片液,盖上一洁净的盖玻片,尽量避免气泡。

6. 调整荧光激发波长 350nm,发射波长 460nm,直接在荧光显微镜下观察。

Hoechst 为膜通透性的荧光染料,细胞处于坏死或晚期凋亡时细胞膜被破坏,这时可着色。正常细胞和凋亡细胞均可被 Hoechst 染液着色,但是正常细胞核的 Hoechst 着色的形态呈圆形、淡蓝色、内有较深的蓝色颗粒;而凋亡细胞的核由于染色质凝集而呈亮蓝色,或核呈分叶状、碎片状、边集化。取经污染物暴露后的小鼠肺组织切片进行 Hoechst 33258 染色结果见图 28-1。细胞发生凋亡时,染色质会固缩。所以 Hoechst 33258 染色后,在荧光显微镜

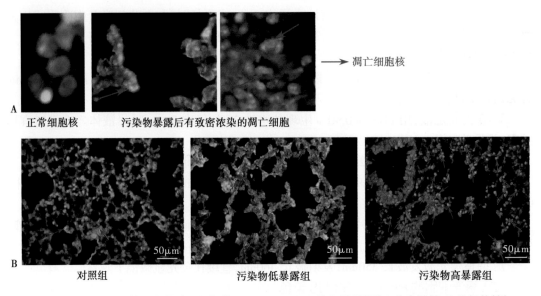

图 28-1 荧光显微镜下小鼠肺组织切片 Hoechst 33258 染色结果图(A 为高倍镜,B 为低倍镜)

下观察,正常细胞的细胞核呈正常的蓝色,而凋亡细胞的细胞核会呈致密浓染,或呈碎块状致密浓染,颜色有些发白(亮蓝色荧光)。

五、作业与思考题

1. 本实验中正常细胞和凋亡细胞是如何区分的?
2. 为什么要添加一滴抗荧光淬灭封片液?
3. 根据个人荧光染色观察结果,对实验成功或失败的原因进行讨论。

六、试剂配制与存放

1. 6mmol/L PBS 参见实验十"试剂配制与存放"。
2. 10μg/ml Hoechst 33258 **染液** 混合 Hoechst 33258 储备液 1ml 和无菌 PBS(pH=6.8)99ml。
3. 0.90% **生理盐水** 参见实验三"试剂配制与存放"。

(晏 彪)

实验二十九　小鼠有创肺功能检测

一、实验目的

1. 掌握肺功能检测的原理。
2. 熟悉小鼠有创肺功能检测的方法。
3. 学习用肺功能检测技术评估动物肺的功能。

二、实验原理

气道高反应性(airway hyperresponsiveness,AHR)是指气道对变应原和多种非特异性刺激(如某些药物、烟雾、低渗液、冷空气、情绪激动等)的收缩反应异常增强,是阻塞性通气障碍和呼吸衰竭等疾病的重要发病因素之一。

支气管激发试验是通过化学、物理、生物等人工刺激,诱发气道平滑肌收缩,并借助肺功能指标的改变来判断支气管是否缩窄及缩窄程度的方法,是检测气道高反应性最常用、最准确的临床检查手段。二磷酸组织胺($C_5H_9N_3 \cdot 2H_3PO_4$,简称组织胺)和氯化乙酰甲胆碱($C_8H_{18}NO_2 \cdot Cl$,简称乙酰甲胆碱)现为临床上最常用的激发剂。

动物实验测定气道反应性常用的方法是吸入或注射激动剂,作激动剂与呼吸道阻力(Raw)变化的量效关系曲线,以使 Raw 增加至对照的 200% 时的激动剂浓度(PC_{200} Raw)为气道反应性指标,该浓度降低即为 AHR。

动物呼吸道阻力测定可用整体容积描记法,测量仪器为小动物肺功能仪。小动物肺功能仪器硬件系统包括体描箱、小动物呼吸机、信号调理器、空气压缩机、负压控制器、负压平衡器和真空泵。实验动物体描箱是一个密闭的容器,利用玻意耳定律间接测量动物肺容量的装置,当动物呼吸时,肺部的扩张或收缩改变体描箱内的气体体积,引起体描箱内压力的变化。动物呼吸机为实验中的动物提供机械辅助通气,可以设定呼吸频率、吸呼气时间比。

仪器采用直接测量的方法测量气道压力。具体操作是将压力传感器连接到动物呼吸通道中,直接实时监测动物气道内的压力变化。压力传感器将气道的压力信号转换为可以电压信号,随后此信号经放大、滤波、A/D 转换、软件分析等处理。信号调理器则完成对气道压力和肺容量信号的传感、放大、滤波和 A/D 数模转换,以满足后续数据采集和处理的需要。

三、实验器材与用品

1. **样本** 4~5 周龄小鼠。
2. **试剂** 1% 戊巴比妥钠麻醉液,0.025mg/kg、0.05mg/kg、0.1mg/kg、0.2mg/kg 的乙酰甲胆碱溶液,0.90% 生理盐水。
3. **器材** 电子秤、鼠板、1ml 注射器、离心管、眼科剪、眼科镊、手术缝线、气管插管、防抓手套、酒精棉球、小动物肺功能仪、给药针。

四、实验步骤与方法

1. **小鼠麻醉及固定** 称重后,将小鼠置于笼盖,左手捏紧双耳及背部皮肤,右手腹腔注射麻药。将小鼠放回笼内,待其自然麻醉后取出放在小鼠固定板上,用夹子固定四肢。

2. **气管插管** 用注射器套筒将颈部垫高便于插管,并防止气道堵塞导致小鼠窒息。随后用酒精棉球消毒颈部皮毛,迅速沿小鼠胸骨向头部剪开皮肤,并用镊子钝性分离气管及颈静脉,于气管近头部处剪一小口,将气管接头向肺插入气管。迅速于插管处上下两端双结扎,固定气管接头于气管(此步骤小鼠应体温正常,被动呼吸顺畅,胸骨随呼吸机节奏起伏,没有气管插管堵塞或脱离现象)。

3. **建立静脉通道** 暴露解剖时已分离的颈静脉,顺静脉方向插入给药针,见回血正常,推入约 1ml 的生理盐水防止针头凝血。小心固定静脉插管,防止插管滑出或扎破血管导致小鼠死亡。静脉通路给药顺利,小鼠呼吸顺畅,密封体描箱,流量稳定后即可给药检测肺部功能。

4. **给药** 给 0.025mg/kg 乙酰甲胆碱 50μl,给药后使用 400μl 生理盐水将药物充分推入体内,间隔时间 5min;再次给 0.05mg/kg 乙酰甲胆碱 50μl 和 400μl 生理盐水,间隔 5min;以此类推,依次给 4 种浓度药物和生理盐水。观察测量界面内实时记录的小鼠吸气阻力,呼气阻力和肺顺应性,每只小鼠注射 4 种不同浓度药物观察其呼吸参数的变化。

5. **计算** 通过乙酰甲胆碱测试小鼠吸气阻力(R_i)、呼气阻力(R_e)和动态肺顺应性(C_{ldyn})。R_i 值和 R_e 值随着乙酰甲胆碱浓度的增加而升高,而 C 值随着乙酰甲胆碱浓度的增加而降低。(图 29-1)

五、作业与思考题

1. 临床常用的激发剂有哪些?
2. 分析小鼠肺功能的 R_i、R_e、C_{ldyn} 数值,做柱状图。

六、试剂配制与存放

1. **1% 戊巴比妥钠麻醉液** 将 0.3g 戊巴比妥钠加入 30ml 无菌生理盐水中,溶液现用现配。

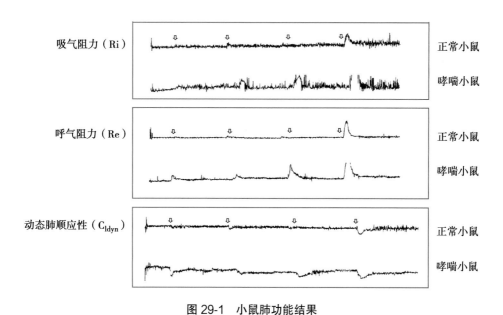

图 29-1 小鼠肺功能结果

2. 乙酰甲胆碱溶液 先配制浓度为 0.02mg/ml 的母液,随后用生理盐水进行逐步稀释,最后稀释为 0.2mg/kg、0.1mg/kg、0.05mg/kg、0.025mg/kg,溶液须于冰上配制,现用现配。

3. 0.90% 生理盐水 参见实验三"试剂配制与存放"。

（马　萍）

实验三十　人类性别决定基因 *SRY* 的检测

一、实验目的

1. 掌握口腔上皮细胞和毛囊细胞基因组 DNA 提取的方法。
2. 掌握 PCR 反应的基本原理。
3. 掌握琼脂糖凝胶电泳法鉴定核酸片段的方法。
4. 了解性别决定的 SRY 分子机制。

二、实验原理

SRY 基因又称为雄性性别决定基因,是 Y 染色体上具体决定生物雄性性别的基因片段。*SRY* 基因诱导未分化的性腺形成睾丸(不是卵巢)。然后,睾丸分泌激素使机体的其他部分雄性化,包括抑制雌性生殖管发育的蛋白和睾酮。睾酮是一种甾醇,它能促进雄性生殖管的发育和雄性化外生殖器。在使机体雄性化过程中,睾酮首先与雄激素受体结合,然后睾酮-受体复合物与 DNA 结合,从而调节基因表达,促进个体向雄性分化。如果 *SRY* 基因缺失,性腺发育成卵巢,在没有暴露于睾丸激素的情况下,机体形成雌性外形。在进行 *SRY* 基因检测时,需要注意样本的采集和处理,以确保检测结果的准确性。同时,由于 *SRY* 基因检测涉及个人隐私和伦理问题,在进行此类检测时应当遵循相应的法律法规和伦理指南。

本实验将通过聚合酶链式反应(polymerase chain reaction,PCR)扩增技术,对 *SRY* 基因进行扩增,以此验证性别。

PCR 是一种分子生物学技术,用于在体外快速扩增小段 DNA 或 RNA,使原本微量的遗传物质可以被大量复制。PCR 技术的核心在于模拟细胞内 DNA 复制的过程,通过温度循环实现 DNA 的变性、退火和延伸三个阶段,从而达到扩增目的序列的效果。

PCR 由"变性—退火(复性)—延伸"三个基本反应步骤构成。①变性:在高温下(通常为 94~98℃),双链 DNA 解开,形成单链,为后续的退火步骤做好准备;②退火:在稍低的温度下(通常为 50~65℃),引物与目标 DNA 序列的互补区域结合,形成局部双链结构;③延伸:在适宜的温度下(通常为 72℃),DNA 聚合酶开始合成新的 DNA 链,将游离的脱氧核苷酸(dNTPs)逐个加入到引物的 3′端,延伸出新的 DNA 链。这个过程可以在 1h 左右完成,而且可以通过改变循环次数来控制扩增的 DNA 量。通常情况下,PCR 循环会重复 25~35 次,使目标 DNA 序列按指数级增加。

琼脂糖凝胶电泳法的分析原理与其他支持物电泳的主要区别在于,它兼具了"分子筛"和"电泳"的双重作用。琼脂糖凝胶具有网络结构,物质分子通过时会受到阻力,大分子物质在涌动时受到的阻力大,这有助于分离大小不同的分子。DNA 在碱性条件下带负电荷,在电场中向正极移动,根据迁移速度的不同,可以对 DNA 分子的大小进行推断。此方法观测简单,灵敏度较高,而且 DNA 可以切胶回收,是目前 PCR 反应后最常用的实验方法。

三、实验器材与用品

1. **样本**　男性的口腔上皮细胞及头发毛囊细胞、女性的口腔上皮细胞及头发毛囊细胞。

2. **试剂**　DNA 提取液、0.2mol/L NaOH 溶液、0.04mol/L 盐酸溶液、10× PCR 缓冲液、25mmol/L MgCl₂ 溶液、2.5mmol/L dNTP 溶液、10μmol/L *SRY* 正向引物、10μmol/L *SRY* 反向引物、5U/μl Taq 酶溶液、灭菌水、琼脂糖、上样缓冲液(loading buffer)、溴乙锭(ethidium bromide,EB)。

3. **器材**　PCR 仪、电泳仪、离心机、凝胶成像仪、200μl PCR 管。

四、实验步骤与方法

(一) 口腔黏膜上皮细胞或毛发样品 DNA 的制备

1. 取男性口腔黏膜上皮细胞或毛发数根,取女性口腔黏膜上皮细胞或毛发数根作为对照。

2. 剪下带毛囊的发根部分,放入一个 200μl PCR 管,加 20μl 的 0.2mol/l NaOH 溶液,75℃温育 30min(在有热盖的 PCR 仪中反应,以避免水分蒸发)。

3. 向 PCR 管加入 100μl 的 0.04mol/L 盐酸溶液中和。

4. 12 000r/min 离心 5min 去除未溶解的沉淀物,上清转入 1 个新 PCR 管,DNA 就在上清液中。

(二) *SRY* 基因扩增

1. **扩增人的 *SRY* 基因**,所用引物为:

SRY 正向引物:5′-TGG GAC TGG TGA CAA TTG TC-3′

SRY 反向引物:5′-GAG TAC AGG TGT GCA GCT CT-3′

2. **每个样品反应体系为 25μl。首先将表 30-1 成分预混,再分装为 4 个管:**

表 30-1　PCR 反应体系

试剂名称	试剂量
PCR 缓冲液	10.0μl
MgCl$_2$（25mmol/L）	8.0μl
dNTP（2.5mmol/L）	8.0μl
SRY 正向引物（10μmol/L）	4.0μl
SRY 反向引物（10μmol/L）	4.0μl
Taq 酶	2.0μl
灭菌水	40μl

分装到 4 个 200μl PCR 管中（19μl/管）；其中两管分别加入 6μl 男生口腔上皮细胞和头发毛囊细胞 DNA 溶液，另两管加入 6μl 女生口腔上皮细胞和头发毛囊细胞 DNA 溶液。

反应体系配好后，就可以放入 PCR 仪中扩增。

3. **PCR 反应条件**　①预变性：94℃，3min；②变性：94℃，30s；③退火：50℃，30s；④延伸：72℃，30s（②~④循环 30~35 次）；⑤延伸：72℃，5min，降至 4℃保存。

4. **电泳检测**　制备 1% 的琼脂糖凝胶，取 15μl PCR 产物，加 3μl 的上样缓冲液，混匀，点样，同时点 DNA 分子量标记（marker），在 5V/cm 的电场强度下电泳；电泳结束后，用荧光染料 EB 染色，紫外光下观察 DNA 条带，用凝胶成像系统输出照片，进行相关的数据分析。

五、作业与思考题

1. 是否存在只有 2 条 X 染色体的雄性，其 *SRY* 基因呈阳性？如何解释这个现象。

2. PCR 反应体系中有哪些组分？它们各有哪些作用？对 PCR 反应体系有何影响？

六、试剂配制与存放

1. **DNA 提取液**　商品化产品。

2. **0.2mol/L NaOH 溶液**　称取 NaOH 8.0g，蒸馏水溶解并定容至 1 000ml。4℃冰箱保存。

3. **0.04mol/L 盐酸溶液**　量取 16.7ml 浓度为 12mol/L 浓盐酸，加水并定容至 1 000ml，配制成 0.2mol/L 盐酸。使用时稀释 5 倍。

4. **PCR 缓冲液**　商品化产品。

5. **25mmol/L MgCl$_2$ 溶液**　商品化产品。

6. **2.5mmol/L dNTP 溶液**　商品化产品。

7. **5U/μl Taq 酶溶液**　商品化产品。

8. **上样缓冲液**　商品化产品。

（焦　铭）

实验三十一　DNA-蛋白质交联检测

一、实验目的

1. 掌握 DNA-蛋白质交联检测的方法。

2. 熟悉 KCl-SDS 沉淀法的原理。

3. 了解用遗传毒理学技术研究环境污染效应的方法。

二、实验原理

DNA-蛋白质交联（DNA-protein crosslink，DPC）是 DNA 与蛋白质分子之间形成的一种较稳定的共价结合物。近年来，DPC 已经成为一种重要的遗传毒性生物标志物，可以检测环境理化因素对生物大分子及机体造成的遗传毒性。由于 DNA 和核小体上的组蛋白可以产生正常交联，正常细胞中含有一定数量的本底 DPC，但是如果 DNA 与核蛋白这些生物大分子直接或是间接地受到外界理化因素的影响，可以造成过量 DPC 的形成，使 DNA 的构象与功能发生改变，导致 DNA 在复制与转录过程中因 DPC 不能修复或修复错误而丢失某些重要基因。另外，与其他类型的 DNA 损伤相比，DPC 持续时间长，修复困难，便于检测，已经被世界卫生组织（WHO）作为一种机体潜在突变的分子标志物。

目前常用 KCl-SDS 沉淀法检测 DPC，其原理为：十二烷基硫酸钠（SDS）是阴离子表面活性剂，能以一定的比例和蛋白质结合，形成 SDS-蛋白质复合物，但并不与 DNA 结合；待 SDS 与蛋白结合后再加入 KCl 溶液时，与 SDS 结合的蛋白发生盐析，产生沉淀，使自由的 DNA 留在上清液中，而使 DPC 和蛋白质沉淀下来。上清液被转移后，向沉淀中再加入蛋白酶 K，这样可以使蛋白质被除去，同时 DPC 中的 DNA 游离出来。此时可用荧光法测定交联 DNA 的含量 A 和自由 DNA 的含量 B，然后计算 DPC 系数（η）=A/（A+B），η 表示 DNA 和蛋白质的交联程度。

三、实验器材与用品

1. **样本**　6~8 周龄小鼠。

2. **试剂**　0.4mg/ml 蛋白酶 K、400ng/ml Hoechst 33258 荧光染料、PBS（pH=7.5）、清洗缓冲液（pH=7.5）、2% SDS 溶液、染料稀释液（pH=7.5）、Tris-HCl-KCl 液。

3. **器材**　F-4500 型荧光分光光度计、低温冷冻离心机、恒温水浴锅、微量移液器、石英比色皿、解剖盘、直尖头解剖剪、镊子、平皿、擦镜纸、冰粒、冰盒、5ml 刻度离心管、50ml 烧杯。

四、实验步骤与方法

1. **实验动物预处理**　实验前 3 天，取半数小鼠每天腹腔注射一定剂量的诱变剂（甲醛或农药草甘膦等），连续注射 3d，24h 后检测；另一半不注射诱变剂，作为阴性对照组，做好标记以区分注射和未注射的小鼠。

2. **细胞悬液的制备**　颈椎脱白法处死小鼠，迅速打开腹腔取出肝脏，取适量的肝脏放入平皿中用 PBS 洗去血迹，在平皿中再加入 1ml PBS 将肝细胞剪成糜状，将平皿放在冰上。将 4 层擦镜纸放在烧杯上，用适量的 PBS 冲洗肝细胞悬液过滤，吸取滤液 1ml 到离心管中（冰浴），4℃离心 5min，离心力 400×g，离心后去上清，沉淀加 0.5ml PBS 混匀，重悬细胞并作细胞计数，保证每个待测样品细胞数为（1~2）×10⁶，4℃冷冻离心 3min，离心力 1 000×g，弃上清保留沉淀，再加 0.5ml PBS 重悬混匀。

3. **细胞裂解**　在细胞悬液中加入 0.5ml 2% SDS 溶液，轻微震荡，将混合液放入恒温水浴锅中 65℃水浴加热 10min，裂解细胞。

4. **自由 DNA 的获得**　将混合液从水浴中取出，加入 100μl 的 Tris-HCl-KCl 液，用微量移液器混匀 6 次,放入冰中 5min,观察是否出现沉淀,没有沉淀则继续冷冻。4℃冷冻离心 5min,离心力 10 000×g。收集沉淀,并将上清液转入 5ml 离心管中。在沉淀中加入 1ml 清洗缓冲液,重悬沉淀,放入恒温水浴锅中 65℃水浴加热 10min,从水浴中取出,冰中骤冷 5min,4℃冷冻离心 5min,离心力 10 000×g,将上清液转入 5ml 离心管中,此步骤重复 2 次,每次都将上清液转入同一离心管中,并将离心管做好标记,此离心管的上清液中含自由 DNA。

5. **交联 DNA 的获得**　将沉淀悬浮于 0.5ml 清洗缓冲液中,加入 0.5ml 0.4mg/ml 蛋白酶 K(用清洗缓冲液配制),混匀,放入恒温水浴锅中 50℃水浴消化 3h。从水浴中取出,冰中骤冷 5min,4℃冷冻离心 5min,离心力 12 000×g,将上清液转入 5ml 离心管中,做好标记,此离心管的上清液中含交联 DNA。

6. **测定**　从上述已做标记的离心管中各取 1ml 上清液分别加入 1ml 400ng/ml Hoechst 33258 荧光染料,置于暗处 30min。用 F-4500 型荧光分光光度计在激发波长 353nm,发射波长 455nm 下测定其荧光光度值,以确定自由 DNA 和交联 DNA 含量。

7. **计算 DPC 系数**　DPC 系数(η)= 交联 DNA 含量/(自由 DNA 含量 + 交联 DNA 含量)。

五、作业与思考题

1. KCl-SDS 沉淀法的原理是什么?
2. 计算对照组和注射组的 DPC 系数,比较两者之间是否存在显著性差异,并说明原因。

六、试剂配制与存放

1. **PBS**　称取 8g NaCl,2.9g $Na_2HPO_4 \cdot 12H_2O$、0.2g KCl、0.2g KH_2PO_4 加蒸馏水定容到 1 000ml,4℃冰箱存放。

2. **清洗缓冲液**　2.236 5g KCl,0.011 2g EDTA,0.945 6g Tris-HCl 混合后溶解于 300ml 蒸馏水中,用 NaOH 调 pH 至 7.5。

3. **Tris-HCl-KCl 液**　0.063 04g Tris-HCl,1.491g KCl,混合后溶解于 20ml 蒸馏水中,用 NaOH 调 pH 至 7.5。

4. **染料稀释液**　0.315 2g Tris-HCl 溶解于 100ml 蒸馏水中,用 NaOH 调 pH 至 7.5。

5. **400ng/ml Hoechst 33258 荧光染料**　称取 1mg Hoechst 33258 溶解于 2.5ml 染料稀释液中,再取一定量的充分溶解后的染液,用染料稀释液稀释 1 000 倍,即可使用。

(马　萍)

实验三十二　基于 STR 分型的亲子鉴定

一、实验目的

1. 了解亲子鉴定的原理与方法。
2. 掌握父权指数及非父排除率的计算方法。

二、实验原理

目前运用最多的亲子鉴定(identification in disputed parentage)方法是基于短串联重复

序列（short tandem repeat，STR）分型的 DNA 鉴定。STR 即微卫星 DNA，大量存在于人类基因组，由 2~6bp 的序列单元串联重复组成，其重复次数（通常 5~50 次）在不同的人之间存在广泛的差异。STR 分型否定亲权关系的准确率接近 100%，而肯定亲子关系的准确率也可超过 99.99%。极少数的个体为嵌合体，具有至少两个基因组，而使 DNA 鉴定呈假阴性。

目前司法鉴定中主要使用的是商业化的试剂盒，这些试剂盒的原理大都是通过 PCR 扩增 STR 多态区域。通过毛细管电泳来检测 STR 片段长度，与 STR 分型标准物对照对 STR 进行分型。这个过程通常需要在专门的实验室，通过专门的遗传分析仪和配套的软件完成。

通过累计所检测的所有 STR 基因座的亲权指数（paternity index，PI）来判断遗传证据的强度。一般所采用的 STR 基因座之间互不连锁，通过将所有 STR 基因座的 PI 相乘得到累计父权指数（combined paternity index，CPI）。PI 为两个条件概率的似然比：

$$PI=\frac{概率（检测到当事人的遗传表型 | 假设被检测个体是孩子的生物学父亲或母亲）}{概率（检测到当事人的遗传表型 | 假设一个随机个体是孩子的生物学父亲或母亲）}$$

$$CPI=\prod_{i=1}^{k}PI_k$$

PI_k 为第 k 个遗传标记的 PI 值

当有母亲基因型数据时，称为三联体亲子鉴定，根据不同的基因型组合，计算相应的条件概率（表 32-1、表 32-2）。缺少单亲基因型数据时，为二联体（表 32-3、表 32-4）。当出现 1~2 个 STR 座基因型不符合孟德尔遗传规律的基因型组合时，则需要考虑可能是突变所致，不能因此简单排除父权关系。

表 32-1　符合孟德尔遗传定律的 STR 基因座亲权指数计算公式（三联体亲权鉴定）

生母基因型	孩子基因型	生父基因（推断）	被检测男子基因型	PI 值计算公式
PP	PP	P	PP	$1/p$
PP	PQ	Q	QQ	$1/q$
PP	PP	P	PQ	$1/(2p)$
PP	PQ	Q	QR	$1/(2q)$
PP	PQ	Q	PQ	$1/(2q)$
PQ	QQ	Q	QQ	$1/q$
PQ	QR	R	RR	$1/r$
PQ	QR	R	RS	$1/(2r)$
PQ	PR	R	PR	$1/(2r)$
PQ	QQ	Q	QR	$1/(2q)$
PQ	PQ	P 或 Q	PP	$1/(p+q)$
PQ	PQ	P 或 Q	QQ	$1/(p+q)$
PQ	PQ	P 或 Q	PQ	$1/(p+q)$
PQ	PQ	P 或 Q	PR	$1/[2(p+q)]$

注：1. p、q、r 分别表示等位基因 P、Q、R 的分布频率。

2. 被检测女子、孩子生父与孩子的亲权鉴定参照上述方式计算。

表 32-2　不符合孟德尔遗传定律的 STR 基因座亲权指数计算实例（三联体亲权鉴定）

生母基因型	孩子基因型	被检测男子基因型	PI 值计算公式
7	7-8	9-11	$\mu/(4p_8)$
7	7-8	10-11	$\mu/(40p_8)$
7	7-8	11-12	$\mu/(400p_8)$
7	7-8	9	$\mu/(2p_8)$
7-8	8	9	$\mu/(2p_8)$
7-8	8	7-9	$2\mu/(4p_8)$
7-8	8	9-11	$\mu/(4p_8)$
7-9	7-9	10-11	$\mu/[4(p_7+p_9)]$
7-9	7-9	10	$\mu/[2(p_7+p_9)]$
7-9	7-9	8-10	$3\mu/[4(p_7+p_9)]$

注：1. 表中 p_7、p_8、p_9 为等位基因 7、8、9 的分布频率。

2. 表中 μ 为该基因座的平均突变率，取值为 0.002。

3. 被检测女子、孩子生父与孩子的亲权鉴定参照上述方式计算。

表 32-3　符合孟德尔遗传定律的 STR 基因座亲权指数计算公式（二联体亲权鉴定）

孩子基因型	被检测男子（被检测女子）基因型	PI 值计算公式
PP	PP	$1/p$
PP	PQ	$1/(2p)$
PQ	PP	$1/(2p)$
PQ	PQ	$(p+q)/(4pq)$
PQ	PR	$1/(4p)$

注：p、q、r 分别表示等位基因 P、Q、R 的分布频率。

表 32-4　不符合孟德尔遗传定律的 STR 基因座亲权指数计算实例（二联体亲权鉴定）

孩子基因型	被检测男子（被检测女子）基因型	PI 值计算公式
7-8	9-11	$\mu/(8p_8)$
7-8	10-11	$\mu/(80p_8)$
7-8	11-12	$\mu/(800p_8)$
7-8	9	$\mu/(4p_8)$
8	9	$\mu/(2p_8)$
8	7-9	$2\mu/(4p_8)$
8	9-11	$\mu/(4p_8)$
7-9	8-10	$\mu(2p_7+p_9)/(8p_7p_9)$
7-9	8	$\mu(p_7+p_9)/(4p_7p_9)$
7-9	6-10	$\mu(p_7+p_9)/(8p_7p_9)$

注：1. 表中 p_7、p_8、p_9 为等位基因 7、8、9 的分布频率。

2. 表中 μ 为该基因座的平均突变率，取值为 0.002。

　　一些实验室或者检测单位同时还计算非父排除概率（probability of exclusion，PE），即随机男子被排除的概率，PE 的计算不依赖于疑父的基因型。同样需要累计所有检测的 STR 基因座的 PE，计算累计非父排除率（combined probability of exclusion，CPE）：

$$CPE=1-\prod_{i=1}^{k}\left(1-PE_{k}\right)$$

PE_k 为第 k 个遗传标记的 PE 值

在亲子鉴定实验中,不管是三联体还是二联体,CPE 均应该不小于 0.999 9,否则应该增加遗传标记来满足要求。在 CPE 满足要求的前提下,若 CPI 大于等于 10 000 则支持疑父(疑母)是孩子生物学父亲(或母亲);若 CPI 小于等于 0.000 1,则支持疑父(疑母)不是孩子生物学父亲(或母亲);若 CPI 大于 0.000 1 而小于 10 000,应当增加遗传标记的检测来达到要求。

计算所需的等位基因频率一般通过专门的数据库(比如公安机关 DNA 数据库)获取,不同地区人群的等位基因频率可能不同,因此使用特定地区的数据会更准确。

三、实验器材与用品

1. **样本**　受测试者的血液各 1ml。
2. **试剂**　荧光多重 PCR 分型试剂盒、Taq 酶、基质标准、DNA 提取试剂盒。
3. **器材**　遗传分析仪、超微量分光光度计、PCR 仪、PCR 管、微量移液器(1ml、200μl、20μl、2μl 等不同量程)、离心机、一次性手套和口罩。

四、实验步骤与方法

(一) STR 分型

1. DNA 提取

(1)根据样本的类型采用合适的试剂盒,按照试剂盒的说明提取 DNA。

(2)使用超微量分光光度计测定 DNA 的浓度,通过 OD260/OD280 及 OD230/OD260 来判断 DNA 的纯度。

(3)如果 DNA 纯度或者浓度过低,则需要重新提取。

2. 多重 PCR 扩增 STR　根据试剂盒的说明对各样本的 STR 进行扩增,务必包括阳性对照与阴性对照。可能需要尝试不同的扩增条件实现最佳的扩增效果。

3. 使用遗传分析仪进行 STR 分型

(1)根据遗传分析仪的使用说明对 PCR 产物进行片段分析。

(2)通过与 STR 分型标准物的对比来确定各个样本的 STR 基因型,已知 STR 基因型的阳性样本需要所有 STR 分型结果正确,阴性参照样本扩增结果无 STR 峰。

(3)一般通过分型软件自动完成,但是也需要人工检查确保无误,具体可参照分型试剂盒的说明手册。

(4)列表记录各样本的各 STR 基因座的分型结果如表 32-5 所示。

(二) CPI 及 CPE 计算

1. 根据基因型组合,查表获取所需的基因型的频率。
2. 单独计算所检测的每个 STR 基因座的 PI 和 PE。
3. 计算 CPI 及 CPE。

五、作业与思考题

1. 假设所有 STR 各等位基因的频率都是 0.1,计算表 32-5 中疑父甲和疑父乙的 CPI 及 CPE,判断谁更有可能是生父,能确定或者排除么?

2. 假设没有母亲的基因型数据,所有 STR 各等位基因的频率都是 0.1,计算表 32-5 中疑父甲和疑父乙的 *CPI* 和 *CPE*,判断谁更有可能是生父,能确定或者排除么?

表 32-5　STR 分型结果示例案例

STR 基因座	母亲	孩子	疑父甲	疑父乙
FGA	19,23	21,23	19,21	20,21
TPOX	8,11	8,12	12,12	12,12
D8S1179	13,11	13,11	11,11	11,11
VWA	13,16	13,15	17,16	13,15
Penta E	10,11	11,16	10,11	14,16
D18S51	13,12	12,12	12,17	12,17
D21S11	31.2,32.2	28,32.2	28,30	29,28
TH01	7,9	7,9.3	5,7	7,9.3
D3S1358	14,18	14,18	16,16	16,18
Penta D	10,14	10,10	10,14	10,12
CSF1PO	8,13	8,13	8,12	13,13
D16S539	11,14	8,11	8,14	8,10
D7S820	9,10	7,9	7,7	7,9
D13S317	11,12	10,11	7,12	10,14
D5S818	7,8	7,9	9,12	9,12
Amelogenin	XX	XX	XY	XY

(焦　铭)

实验三十三　三维肝细胞聚球体模型构建与细胞活力检测

一、实验目的

1. 掌握在 3D 立体细胞培养器中培养细胞的方法。
2. 掌握三维 HepG2 聚球体模型细胞活力检测方法。
3. 熟悉使用图片处理软件。

二、实验原理

由于伦理因素,各个国家和组织都在严格控制或呼吁禁止动物实验,因此,正在努力开发替代的体外实验方法,以帮助减少动物的使用。筛选单层培养的二维(2D)细胞是检测肝毒性的最经典和最直接的方法,这也被认为是体外模型的"金标准"。2D 贴壁细胞维持肝脏的关键特定功能,如碳水化合物代谢、脂质代谢、药物的生物转运等。然而,这些功能会随着培养时间增加而急剧丧失。因此,三维(3D)细胞培养技术越来越受到关注。

3D 细胞培养,也称为多细胞肿瘤球体(spheroid)或组织球体(organoid),是一种体外无支架的自组装球体,能够模拟体内细胞的三维结构和功能。这种技术最初在 20 世纪 50 年代初被首次报道,但直到 1971 年,才由 Ronald Ross Riddell 开发出用于评估体外药物治疗效果的模型。近年来,3D 球状体模型已被用于药物筛选和毒性研究,以研究药物或毒素对细胞的影响。

与传统的 2D 贴壁细胞相比,3D 肝球体在模拟体内肝脏环境方面具有显著的优势。3D 肝球体为研究肝脏生物学和病理学提供了一个更为复杂和真实的体外模型,改善了细胞间的相互作用和细胞与细胞外基质(extracellular matrix,ECM)之间的联系。这种三维结构不仅提供了更为复杂的细胞间通信网络,还形成了类似于体内组织的营养和氧浓度梯度。营养和氧浓度梯度的形成是 3D 肝球体模拟体内环境的另一个重要特征。在 3D 培养中,细胞球体的内部通常具有较低的氧浓度和营养供应,而外部则相对丰富。这种梯度的形成模拟了体内肝脏的氧和营养分布,有助于研究不同微环境下细胞的生理和病理反应。此外,3D 肝球体中的细胞还能够更好地模拟肝脏的代谢功能。例如,肝脏是药物代谢的主要场所,3D 培养模型可以更准确地模拟药物的代谢途径和速率,这对于药物筛选和毒性评估具有重要意义。随着 3D 细胞培养技术的不断发展和完善,它将在未来的生物医学研究中发挥越来越重要的作用。

三、实验器材与用品

1. **样本**　HepG2 细胞。

2. **试剂**　无酚红 Williams' E 培养基、青霉素-链霉素双抗、胰蛋白酶、FBS、PBS、ATP 细胞活力检测试剂盒邻苯二甲酸二丁酯(dibutyl phthalate,DBP)。

3. **器材**　低吸附 U 形底 96 孔细胞培养板、超净工作台、CO_2 细胞培养箱、倒置显微镜、低速离心机、恒温水浴锅、微量移液器、T25 细胞培养瓶、1.5ml 离心管、50ml 离心管、医用纱布、酒精灯。

四、实验步骤与方法

1. **HepG2 细胞复苏及常规培养**　配制 Williams' E 完全培养基并水浴预热至 37℃,酒精消毒外管壁后移入超净台。取 T25 细胞培养瓶 1 只,注入 6ml 完全培养基并做好标记。将冻存的 HepG2 细胞迅速从液氮罐中取出,置入 37℃ 的水浴锅中快速解冻。当冻存管内容物融化至可自由移动时,立即从水浴锅中取出,医用纱布擦去管壁水分,酒精消毒管壁,移入超净台。酒精灯外焰消毒冻存管口,用 1ml 移液器将解冻细胞移入 1.5ml 离心管中,1 000r/min 离心 5min 结束,去上清,加入 1ml 完全培养基吹打混匀,移入 T25 细胞培养瓶中,轻微摇晃 3 圈以使细胞均匀分布,置入 37℃、5% CO_2 饱和湿度培养箱中。24h 后显微镜下观察,细胞贴壁稳定,当细胞长至 80%~90% 时进行传代,继续于培养箱中培养。

2. **三维 HepG2 聚球体模型的构建及观察测量**　对 T25 细胞培养瓶中培养的细胞进行镜下观察,待 HepG2 细胞处于对数生长期时,取出 T25 细胞培养瓶,移液器吸弃培养基,PBS 2ml 冲洗 2 次后,加入胰蛋白酶 1ml 消化并镜下观察。待细胞变圆与瓶壁分离时,加入 1ml 完全培养基,轻柔吹打后,转移细胞悬液至 1.5ml EP 管中 1 000r/min 离心 5min 结束,去上清,加入 1ml 完全培养基吹打混匀。吸取 10μl 细胞悬液用细胞计数板进行细胞密度测定。根据密度测定结果计算不同接种梯度所需培养基量,加入完全培养基将 HepG2 细胞悬液稀释至 10^3、$2×10^3$、$4×10^3$、$8×10^3$、$1.6×10^4$/ml,并接种于低吸附 U 形底 96 孔细胞培养板中,每孔 100μl 细胞悬液,使最终细胞密度分别为 100、200、400、800、1 600/孔。接种完成后,做好标记,移入 37℃、5% CO_2 饱和湿度培养箱中进行培养,隔天用完全培养基半换液。接种后进行显微镜下观察,10倍镜下拍照记录不同接种密度的HepG2聚球体形态(图33-1)。用图片处理软件对各聚球体直径进行测量,汇总并进行统计分析。

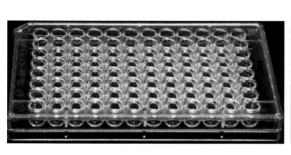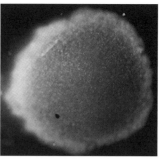

图33-1　低吸附U形底96孔细胞培养板和三维HepG2聚球体示意图

3. 三维HepG2聚球体模型细胞活力的检测　实验设置空白对照孔、实验对照孔和DBP实验孔。取出ATP细胞活力检测试剂盒,将其在室温平衡约20min。取出96孔板,在每个孔均加入与细胞培养基体积相等的试剂。将96孔板在室温下孵育20~25min,以稳定发光信号。使用多功能酶标仪读取发光信号,计算HepG2细胞ATP释放量,以此来计算细胞存活率。细胞存活率计算:

细胞存活率/%=(染毒孔−空白孔)/(对照孔−空白孔×100)%

五、作业与思考题

1. 三维肝细胞聚球体培养过程中有哪些注意事项?
2. 比较空白对照组、实验对照组和实验组之间的差异,并分析说明原因。

六、试剂配制与存放

1. **Williams' E完全培养基**　含89% Williams' E培养基+10% FBS+1%青霉素-链霉素双抗,4℃冰箱存放。

2. **PBS**　称取$Na_2HPO_4 \cdot 12H_2O$ 2.85g、KH_2PO_4 0.27g、NaCl 8.5g、KCl 0.2g,倒入1 000ml容量瓶中,加入超纯水溶解完全定容至1 000ml后,用0.22μm滤膜过滤除菌,4℃冰箱存放。

(马　萍)

实验三十四　基于肝器官芯片技术的肝损伤研究

一、实验目的

1. 掌握肝器官芯片培养的方法。
2. 熟悉肝器官芯片相关指标的检测方法。

二、实验原理

肝脏是人体中最重要器官之一,是生化代谢和合成过程最主要的器官。尽管肝脏体外培养模型是研究肝脏相关生物学机制的重要实验基础,但传统的二维体外细胞培养难以重现肝脏复杂的生理结构和微环境,不仅缺乏肝脏组织构造的基本三维特征,更会导致这些细胞在组织形态、基因表达和代谢活动上与体内相比存在显著差异。微流控技术可以通过精巧设计与布局,在微通道结构中培养相应细胞来模拟肝脏的生理结构,结合三维细胞培养技术,可以在微流控芯片上实现模拟出更类似于体内肝脏微环境,以及建立与其他组织器官相互作用的体外肝器官模型。

微流控芯片是一种利用微加工技术制作且具有管道或腔室构造的功能性器件,其至少在一个维度上具有亚毫米结构。微流控技术涉及的尺度大体与哺乳动物细胞的尺度一致,使得它有可能容纳分子、细胞、仿生的组织,甚至器官单元。它特有的流体动态操纵体系,能够提供与体内更为接近的生理环境。因此,微流控系统被认为是极为重要的体外细胞研究的理想技术平台。

基于微流控技术的肝脏器官芯片能够在模拟活体器官的环境中,研究肝脏细胞和相关组织在生理和病理状态下的动态变化。这种技术平台对于理解肝脏疾病的发展、药物的肝脏效应以及个性化医疗具有重要意义。在肝器官芯片研究中,微流控芯片作为体外肝细胞培养的载体,提供了一个可控、可重复的研究平台。通过精确控制细胞培养条件,研究者可以观察和分析细胞对不同刺激的响应,从而获得有关肝脏生理和病理过程的深入认识。

三、实验器材与用品

1. **样本**　微流控器官芯片(microfluidic chip)、HepG2 细胞。

2. **试剂**　DMEM 培养基、青霉素-链霉素双抗、胰蛋白酶、FBS、0.1mol/L PBS、DBP、纤维蛋白原、凝血酶、细胞计数试剂盒-8(CCK-8)、谷草转氨酶(AST/GOT)测试盒、谷丙转氨酶(ALT/GPT)测试盒。

3. **器材**　超净工作台、CO_2 细胞培养箱、倒置显微镜、低速离心机、恒温水浴锅、微量移液器、T25 细胞培养瓶、1.5ml 离心管、50ml 离心管、酒精灯。

四、实验步骤与方法

1. **HepG2 细胞复苏及常规培养**　参见实验三十三"实验步骤与方法"。

2. **肝器官芯片的构建**　取对数生长期的 HepG2 细胞制备成细胞悬液,以密度为 2×10^4/孔接种到 96 孔板上,每孔 100μl 细胞悬液,在 37℃、5% CO_2 的细胞培养箱中孵育 24h 后,弃上清,将 DBP 母液溶于 DMEM 培养基中,替换原培养基继续培养 8h,采用细胞计数试剂盒-8(CCK-8)进行细胞活力的检测。将密度为 1×10^6/ml HepG2 细胞与纤维蛋白前体和凝血酶混合在制备的凝胶中。将混合物加入到微流控芯片的中间通道中,置于培养箱中 40min,完成凝胶化。随后,将 70μl 的培养基引入连接在同一侧的两个容器中,在相对的两个容器中加入 50μl 的培养基,介质每 2 天更换 1 次。4 天后,将 DBP 暴露液加入微流控芯片中,在 37℃、5% CO_2 条件下放置 24h,收集微流控芯片流出液,离心并取上层清液。(图 34-1)

3. **肝器官芯片谷丙转氨酶(ALT)含量的检测**　将 ALT 检测基质液在 37℃条件下预热,取 20μl 分别添加到对照孔和测定孔中,然后取待测样品 5μl 加入到测定孔内,每次待测样本的添加均需要将枪头伸入底部基质液中反复吸打使混匀,37℃水浴 30min。时间到取

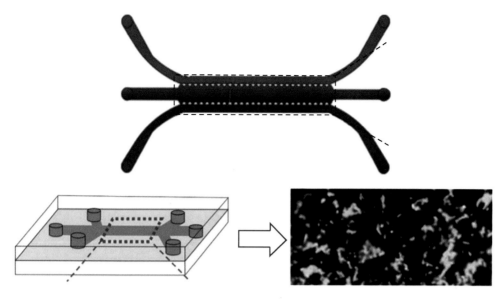

图 34-1　微流控肝器官芯片示意图

出后,分别在测定孔和对照孔中加入 20μl 2,4-二硝基苯肼,之后吸取待测样品 5μl 加入到对照孔内,每次待测样本的添加均需要将枪头伸入底部基质液中反复吸打使混匀,37℃水浴 20min。随后,分别在测定孔和对照孔中加入 0.4mol/L 氢氧化钠溶液 200μl,轻轻水平摇动 96 孔板,室温放置 15min。之后设定检测波长为 510nm,并放入酶标仪中检测各孔吸光度。ALT 标准曲线制备:在编号为 0、1、2、3、4 的五组孔中分别加入 5μl 0.1mol/L 的 PBS,然后按顺序分别加入 2μmol/L 丙酮酸钠标准液 0μl、2μl、4μl、6μl、8μl。再按顺序添加基质缓冲液 20μl、18μl、16μl、14μl、12μl,再加入 20μl 2,4-二硝基苯肼,混匀后 37℃水浴 20min,分别加入 0.4mol/L 氢氧化钠溶液 200μl,轻轻水平摇动 96 孔板,室温放置 15min。之后设定检测波长为 510nm,并放入酶标仪中检测各孔吸光度。

4. **肝器官芯片谷草转氨酶(AST)含量的检测**　AST 含量检测中基质液为 AST 检测基质,其他实验步骤与 ALT 含量检测的实验步骤相同。

五、作业与思考题

1. 肝器官芯片培养过程中的注意事项有哪些?
2. 统计分析各组的数据并解释实验结果。

六、试剂配制与存放

1. **DMEM 完全培养基**　89% DMEM 培养基 +10% FBS+1% 青霉素-链霉素双抗。

2. **PBS**　称取 $Na_2HPO_4 \cdot 12H_2O$ 2.85g、KH_2PO_4 0.27g、NaCl 8.5g、KCl 0.2g,倒入 1 000ml 容量瓶中,加入超纯水溶解完全后用 0.22μm 滤膜过滤除菌,4℃冰箱存放。

3. **芯片运行液**　含量为 10% FBS,1% 青霉素-链霉素双抗以及 89% DMEM 培养基,4℃冰箱存放。

(马　萍)

参考文献

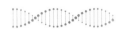

［1］陈贤均. 医学细胞生物学与遗传学实验指导. 北京:人民卫生出版社,2013.

［2］陈元晓,何永蜀. 细胞生物学及医学遗传学实验指导. 云南:云南大学出版社,2014.

［3］程晓丽,贺颖,齐华,等. 细胞生物学与医学遗传学实验指导. 河南:郑州大学出版社,2007.

［4］方瑾,黄东阳. 医学细胞生物学实验指导与习题集. 4 版. 北京:人民卫生出版社,2019.

［5］侯一平. 法医物证学. 4 版. 北京:人民卫生出版社,2016.

［6］金丽,蒲德永,黄静,等. 生物显微技术实验教程. 重庆:西南师范大学出版社,2019.

［7］李虹. 医学生物学与医学细胞生物学实验指导. 北京:科学出版社,2007.

［8］梁素华. 医学生物学与细胞生物学实验. 北京:科学出版社,2009.

［9］卢健. 细胞与分子生物学实验教程. 北京:人民卫生出版社,2010.

［10］马萍,方玲. 医学细胞生物学与遗传学实验指导. 北京:人民卫生出版社,2018.

［11］宋今丹. 医学细胞生物学. 5 版. 北京:人民卫生出版社,2013.

［12］杨建一. 医学细胞生物学及医学遗传学实验指导. 3 版. 北京:科学出版社,2019.

［13］章静波. 医学细胞生物学实验指导与习题集. 2 版. 北京:人民卫生出版社,2009.

［14］赵红刚,陈贤均,蒋翠娥. 形态学. 北京:科学出版社,2007.

［15］朱宝生,曾凡一. 医学遗传学. 北京:科学出版社,2020.

［16］朱大年,王庭槐. 生理学. 8 版. 北京:人民卫生出版社,2013.

［17］左伋. 医学遗传学. 6 版. 北京:人民卫生出版社,2013.

［18］全国刑事技术标准化技术委员会法医检验分技术委员会. 法庭科学 DNA 检验鉴定文书内容及格式:
GA/T 1161-2014. 北京:中国质检出版社,2014.

［19］全国刑事技术标准化技术委员会. 法庭科学 DNA 实验室检验规范:GA/T 383-2014. 北京:中国质检出
版社,2014.

［20］司法部. 亲权鉴定技术规范:GB/T 37223-2018. 北京:中国质检出版社,2018.

［21］全国刑事技术标准化技术委员会. 人类 DNA 荧光标记 STR 分型结果的分析及应用:GA/T 1163-2014.
北京:中国质检出版社,2014.

［22］胡明臣,任发政,罗红霞,等. 遗传毒性试验方法的研究进展. 食品安全质量检测学报,2011,2(2):75-
82.

［23］姬可平,王秋岑,唐启松. 苗族、壮族及汉族学生苯硫脲尝味能力测定与分析. 中国优生与遗传杂志,
2007,15(10):33-34.

［24］李奇志,杨业秋,夏姝,等. 动物细胞骨架微丝标记与观察综合性实验的探索. 生物学通报,2021,56
(2):53-57.

［25］刘梦豪,赵凯强,王雅栋,等. 蝗虫精母细胞减数分裂各时期的识别. 遗传,2012,34(12):1628-1637.

［26］马云,王启钊,王伍,等. 洋葱细胞骨架制备条件优化及影响因素研究. 新乡学院学报,2009,26(1):37-
40.

［27］马志敏,陈玲,董晓东. 姐妹染色单体交换在诱变检测中的应用. 现代预防医学,2007,34（18）:3470-3473.

［28］孟镇锴,李晓旭,瞿文生,等. HepG2 细胞聚球体的生长形态、细胞色素 P450 酶和白蛋白表达及对药物肝毒性敏感性的比较. 中国药理学与毒理学杂志,2019,33（1）:44-53.

［29］孟镇锴. HepaRG 和 HepG2 聚球体模型的建立及药物体外肝毒性检测的对比研究. 北京:中国人民解放军军事科学院,2019.

［30］覃默,韦美艳,周芹,等. 六种明胶胶囊药壳对小鼠骨髓细胞微核率的影响. 广东医学,2015,36（13）:1982-1986.

［31］谭娟,姚蓉,李路,等. 洋葱鳞茎内表皮细胞骨架显微镜观察实验方法的改进. 怀化学院学报,2011,30（5）:85-88.

［32］田玉旺,李琳,朱红艳,等. 硫堇显示细胞核 DNA 组织化学染色技术. 中国组织化学与细胞化学杂志,2009,18（6）:716-717.

［33］杨梦迪,王如刚. 人外周血淋巴细胞染色体制备中的影响因素分析. 首都公共卫生,2018,12（6）:323-325.

［34］杨元元. 安徽地区汉族学生苯硫脲尝味能力的测定与分析. 包头医学院学报,2018,34（2）:83-84.

［35］张也,李崇尧,刘蕾,等. 增塑剂邻苯二甲酸二异癸酯致小鼠肺组织氧化损伤作用. 生态毒理学报,2018,13（6）:242-249.

［36］郑科,潘建伟,姜志明,等. 姐妹染色单体交换（SCE）的检测原理及其分子机制. 细胞生物学杂志,2002,24（6）:355-359.

［37］祝华平,常立文,李文斌,等. 胎鼠肺细胞的分离纯化及原代培养. 华中科技大学学报(医学版),2003,32（6）:597-600.

［38］A proposed standard system of nomenclature of human mitotic chromosomes（Denver,Colorado）. Annals of Human Genetics,1960,24:319-325.

［39］Bender M A,Kastenbaum M A. Statistical analysis of the normal human karyotype. American Journal of Human Genetics,1969,21（4）:322-351.

［40］Gartler S M. The chromosome number in humans:a brief history. Nature Reviews Genetics,2006,7（8）:655-660.

［41］Li Y,Pi Q M,Wang P C,et al. Functional human 3D microvascular networks on a chip to study the procoagulant effects of ambient fine particulate matter. RSC Advances. 2017,7:56108-56116.

［42］Li Y,Wu Y,Liu Y,et al. Atmospheric nanoparticles affect vascular function using a 3D human vascularized organotypic chip. Nanoscale,2019,11（33）:15537-15549.

［43］Ma X,Sun J,Ye Y,et al. Application of triple co-cultured cell spheroid model for exploring hepatotoxicity and metabolic pathway of AFB1. Science of the Total Environment,2022,807（Pt 1）:150840.

［44］McClintock J T. Forensic analysis of biological evidence:a Laboratoryguide for serological and DNA typing. Boca Raton:CRC Press,Taylor & Francis Group,2014.

［45］Nagata S. Apoptosis and clearance of apoptotic cells. Annual review of immunology,2018,36:489-517.

［46］Nijenhius L E. The London Conference on "The Normal Human Karyotype" August 28-30,1963. American Journal of Human Genetics,1964,16（1）:156-158.

［47］Nowell P C. Phytohemagglutinin:An Initiator of Mitosis in Cultures of Normal Human Leukocytes. Cancer Research,1960,20:462-466.

附　录　人类染色体 G 显带图片

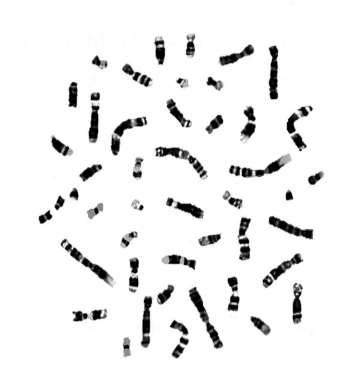

08